骨科外固定架
应用及康复

主 编　花奇凯　张启栋　夏　睿

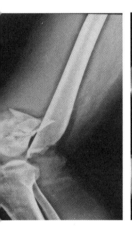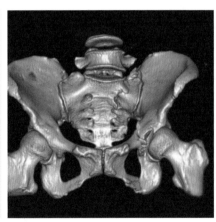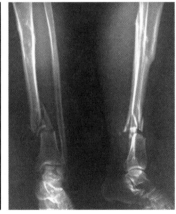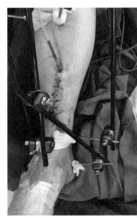

科学出版社

北　京

内 容 简 介

本书共分 11 章，系统介绍了外固定架的概论，外固定架治疗的适应证及外固定架的应用，外固定架在上肢、下肢骨折中的应用，外固定架在骨盆和脊柱中的应用，外固定架在骨科其他方面的应用，外固定架治疗护理与康复，外固定架并发症，外固定架在急诊创伤骨科的临床运用，使用外固定架的骨搬移技术，特殊使用的外固定架：锁定钢板外置、桥接组合式内固定系统、INFIX 等。本书力求将"外固定"治疗中的精髓以理论结合病例的形式为读者娓娓道来。

本书适用于骨科医师、运动医学科医师、研究生等参考阅读。

图书在版编目（CIP）数据

骨科外固定架应用及康复 / 花奇凯，张启栋，夏睿主编. —北京：科学出版社，2023.9

ISBN 978-7-03-076220-7

Ⅰ. ①骨… Ⅱ. ①花… ②张… ③夏… Ⅲ. ①骨折固定术 Ⅳ. ①R687.3

中国国家版本馆CIP数据核字（2023）第157847号

责任编辑：王海燕 / 责任校对：张　娟
责任印制：师艳茹 / 封面设计：吴朝洪

科 学 出 版 社 出版

北京东黄城根北街 16 号
邮政编码：100717
http://www.sciencep.com

北京汇瑞嘉合文化发展有限公司 印刷
科学出版社发行　各地新华书店经销

*

2023 年 9 月第 一 版　开本：787×1092　1/16
2023 年 9 月第一次印刷　印张：11 1/2
字数：259 000

定价：108.00 元
（如有印装质量问题，我社负责调换）

编著者名单

主　审　程立明　王卫国　张　力

主　编　花奇凯　张启栋　夏　睿

副主编　梁益建　刘　沛　饶志涛

编著者　（按姓氏笔画排序）

丁　舟　中日友好医院

于乐文　日照市中心医院

王　林　广西医科大学第一附属医院

王卫国　中日友好医院

王秋园　中日友好医院

卢非凡　南方医科大学南方医院

古　振　岳阳市人民医院

乔　锋　西安市红会医院

向　阳　西藏大学第一附属医院（西藏自治区第二人民医院）

刘　沛　河南省洛阳正骨医院（河南省骨科医院）

刘大伟　鹤壁煤业集团总医院

刘国杰　河南省洛阳正骨医院（河南省骨科医院）

刘洪智　中国中医科学院望京医院

花奇凯　广西医科大学第一附属医院

闫　延　中山大学孙逊仙纪念医院

严华韬　西藏大学第一附属医院（西藏自治区第二人民医院）

杨　东　吉林省肿瘤医院

杨自兵　日照市中心医院

杨克勤　贵港市人民医院

余华晨　温州医科大学附属第二医院

邹　昆　广州中医药大学

张　力　国家康复辅具研究中心附属康复医院
张利克　伊川县人民医院
张启栋　中日友好医院
岳聚安　航空总医院
周　伟　西藏大学第一附属医院（西藏自治区第二人民医院）
赵　登　成都市第三人民医院
饶志涛　同济大学附属同济医院（上海市同济医院）
秦　豪　贵港市人民医院
夏　睿　中国科学技术大学附属第一医院（安徽省立医院）
徐立国　日照市中心医院
徐雅萍　中日友好医院
黄　诚　中日友好医院
曹三利　航空总医院
梁益建　成都市第三人民医院
程立明　中日友好医院
蒋登旭　成都市第三人民医院
路玉峰　西安市红会医院

绘　图　牛　君

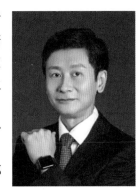

　　花奇凯　医学博士、博士研究生导师。广西医科大学第一附属医院主任医师、教授。现任中国中西医结合学会骨搬移治疗糖尿病足及微血管网再生专家委员会主任委员、骨伤科分会外固定专家委员会副主任委员；广西医师协会骨科医师分会外固定专业委员会主任委员；广西医师协会创面再生与修复委员会主任委员；中国医师协会骨科医师分会中国骨搬移糖尿病足学组副组长、外固定与肢体重建工作委员会委员、肢体延长与重建工作组委员；中华慢病学院伤口分院副院长；国际肢体延长与重建学会中国部委员、日本创伤外固定与骨延长学会会员。

　　2014年起，在国内创新性运用胫骨横向骨搬移技术治疗重度糖尿病足，迄今已治疗516例患者，保肢率高达96.1%。2015年，在《广西医科大学学报》发表国内首篇胫骨横向骨搬移治疗糖尿病足的中文文章，开创并推动了这项技术在国内的发展。2019年，在 *Clinical Orthopaedics and Related Research* 上发表了世界首篇胫骨横向骨搬移治疗重度糖尿病足的英文文章，向世界提出了糖尿病足治疗的中国原创方案。2020年主笔中、英文《胫骨横向骨搬移技术治疗糖尿病足专家共识》发表于SCI杂志及中文双核杂志。

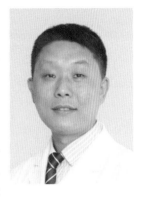

　　张启栋　中日友好医院骨科副主任医师，骨科博士，副教授，北京协和医学院及北京大学医学部硕士生导师。美国哈佛大学医学院附属麻省总医院高级访问学者。白求恩精神研究会矫形分会青年学组组长，北京医学会骨科学分会中西医结合学组委员，中国研究型医院学会关节外科学组部分置换学组委员兼秘书，中国康复医学会骨与关节康复专业委员会青年工作委员会常务委员，骨科创新与转化专业委员会青年委员，北京中西医结合学会风湿病专业委员会委员，中国中医药信息研究会理事，中日友好医院"菁英计划"骨干人才。国家自然科学基金项目评审专家。兼 *Chinese Medical Journal*、《生物骨科材料与临床研究》《中国矫形外科杂志》《中国组织工程研究》等期刊编委。

　　先后于韩国庆熙大学、美国麻省总医院、纽约西奈山医院、中国香港大学玛丽医院进修学习。

　　主持国家自然科学基金 2 项，首都卫生发展科研专项基金项目 1 项，中央高水平医院临床业务费专项成果转化项目 1 项，院校级课题 4 项，以主要参与人参加省部级课题 8 项。

　　《部分膝关节置换术》副主编，参编 *The Adult Knee—Knee Arthroplasty, Second Edition*、《牛津膝单髁关节置换术》《部分膝关节置换术》《小关节假体在膝关节置换术中应用》等专著 7 部。在 *Journal of Arthroplasty*、*Arch Orthop Trauma Surg*、*Journal of Orthopaedic Surgery and Research*、*Cartilage* 等期刊发表论文 50 余篇。

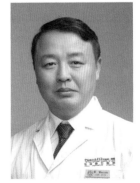

　　夏　睿　中国科学技术大学附属第一医院（安徽省立医院）骨科副主任医师。2006 年苏州大学医学院骨科学博士毕业，一直在中国科学技术大学附属第一医院（安徽省立医院）骨科 - 创伤骨科工作。擅长关节周围骨折、骨盆髋臼骨折、上肢肩肘关节骨折、老年髋部骨折、骨不连等治疗。专注于骨搬移治疗骨折后骨缺损的研究。

　　安徽省医师协会创伤外科医师分会常务委员，安徽省医学会创伤学分会委员，安徽省医学会骨质疏松学会委员，中国医疗保健国际交流促进会骨科分会足踝学部委员，中国创新转化学会委员，长三角老年髋部骨折救治联盟副秘书长，白求恩精神研究会矫形分会理事会常务理事。

　　主持省厅级科研项目 4 项，发表论文 20 余篇。

也许有些同道会认为骨科"外固定"就是一项与"内固定"相呼应、相补充的骨科技术而已，以前医学界普遍认为"外固定"属于关于外置的骨骼固定器的技术范畴，凸显固定以使骨折愈合的效果，但现代"外固定"技术的内涵和外延经众多学者的应用、探索和总结，已经超越这3个字的字面理解。目前，"外固定"已经由"外置的骨骼固定器"延展为由外固定架缓慢地、稳定地、持续地移动，刺激机体产生组织再生的效应，从而治疗"内固定"束手无策的矫形、感染、缺损、缺血等骨科疑难病症，如合并感染创面的严重僵硬的马蹄内翻足，烧伤所致的全瘢痕包绕的严重关节挛缩，合并感染的大段骨缺损，迁延数十年不愈的骨髓炎，以及重度糖尿病足等疾病。现在可以说，"外固定"的内核已经不是"固定"，而是固定基础上的"移动"。单纯的"固定"是没有生机的，而缓慢的、稳定的、持续移动的固定则是因组织再生而生机勃勃的。因此，本书既有经典外固定器应用于骨折治疗的理论及实践阐述，又有应用"移动的外固定"所达成的组织再生治疗的一些骨科疑难杂症，如严重肢体畸形的矫治、骨缺损、骨感染的"顺滑"愈合过程，以及横向骨搬移治疗糖尿病足为代表的缺血性足病等，尤其是梁益建主任将这一具有生命力的技术运用于脊柱矫形，使经典术式无能为力或可能因手术并发症危及生命而不宜手术的严重脊柱畸形的患者重新获得了生命的尊严。

书贵精而不在多，本书力求将"外固定"治疗中的精髓以理论结合病例的形式为读者娓娓道来。希望本书能帮助同道克服实际工作中的一些难题，同时希望同道能多提宝贵意见，以帮助我们更好地为患者服务。

花奇凯

中国中西医结合学会骨搬移治疗糖尿病足及

微血管网再生专家委员会主任委员

骨伤科分会外固定专家委员会副主任委员

广西医师协会骨科医师分会外固定专业委员会主任委员

广西医师协会创面再生与修复委员会主任委员

2023 年 2 月

目 录

第 1 章

概　论

骨外固定（external fixation）技术是在骨折的近端及远端经皮置入钢针，再用金属或高强度非金属材料制成的特殊装置将裸露在皮肤外的针端彼此连接、固定起来，达到固定、加压、牵伸以治疗骨折，矫正畸形和延长肢体的技术。

外固定的应用历史可以追溯到大约公元前 400 年，Hippocrates 曾描述了一种胫骨骨折的外固定夹板形式，即使用 4 个木制山茱萸的枝条紧密连接其近端和远端而制作的夹板及用皮革进行环形固定。临床上应用外固定架装置治疗骨折起于 20 世纪初，首次被 Lambotte 采用，Anderson 和 Hoffman 对 Lambotte 的装置进行了改进，他们开发了一种可调节的固定针夹，可以在 3 个平面上操作固定骨折部位，这是当今许多现代外固定架装置的前身。第二次世界大战期间，盟军使用了外固定架，导致许多并发症，尤以骨不连最常见。因此，外固定架疗法很快就被冷落。20 世纪 70 年代，经过大量的临床和生物力学研究，外固定架在北美洲重新被使用，现常用于骨折固定、畸形矫正和其他外科手术。我国于 20 世纪 80 年代引入外固定架技术，之后，随着外固定架本身构造的更新、材料的改进和理论的普及，其被越来越多的医师所认可。

第一节　外固定架治疗原理和优缺点

一、外固定架治疗原理

外固定架是通过穿插在骨内的钢针与体外的装置对骨进行施力，利用力学原理达到治疗目的。外固定架对骨施力的方式有以下 4 种。

1. 加压　对骨折断端间施加轴向压力，可使骨折断端紧密接触，这既可增加固定的稳定性，又有利于骨愈合。轴向加压固定适用于稳定型骨折、骨不连和关节融合术。侧方加压主要根据骨折的成角和侧移趋势在适当部位穿针，应用杠杆原理进行，以矫正对线偏差。半环槽式外固定架在侧方连接杆上配有侧方加压装置，可从骨折断端侧方横向穿插钢针，推压骨端或分离的大骨折块复位（图 1-1）。

2. 牵伸　包括牵伸位固定和牵伸延长。牵伸位固定是指在静力牵伸状态下维持骨缺损的肢体长度和伤肢位置，或进行关节端粉碎性骨折牵伸的复位固定。牵伸延长是

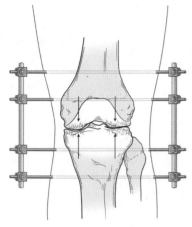

图 1-1 外固定架治疗加压作用

指给予间断的动力牵伸，使骨或肢体逐步延长，达到延长骨及肢体或矫正骨关节畸形的目的。

3. 中立　在固定骨折时不施加压力和牵伸力，外固定架的应用仅限于用以保持骨的长度及骨断端对位、对线与稳定为目的。骨干的严重粉碎性骨折和多段骨折须用中立位固定。

4. 成角　现代的大多数外固定架，都能进行必要的再调整，以纠正轴线偏差。在干骺端截骨矫形或肢体延长时，为矫正成角或旋转畸形，可采用简单的反向成角穿针矫正。但在矫正旋转畸形时，一般须先放松钢针固定夹，用手法矫正，或在骨折上下段用夹角穿针。

二、外固定架优缺点

1. 外固定架用于治疗骨折、畸形和肢体延长，具有以下优点（图 1-2 和图 1-3）。

（1）微创：外固定架经皮穿针固定，对骨折区域内软组织干扰少，对骨的血供破坏少，保护骨折愈合的局部血供。

（2）在骨折区域外提供固定：在骨折区域外提供稳定的固定，而且外固定架稳定性还可以调整。例如，增加或减少连接杆和钢针的数量，即可改变稳定性。骨折初期，坚强固定对骨折愈合有益。骨折后期，改用弹性固定可以增大应力刺激，有利于骨折愈合与骨结构重塑重建。因此，固定刚度的可调性是外固定架突出的优点。

（3）为治疗争取时机：软组织严重损伤、感染的患者，使用外固定架固定骨折，可以为软组织修复创造条件，便于清创、换药等，而且有利于直接观察肢体和伤口情况，避免内固定引起感染等问题。

（4）用于治疗各种病理性和创伤性骨科疾病：由于外固定架的多功能性，其可用于治疗各种病理性和创伤性骨科疾病，如复杂骨折畸形矫正、感染性骨不连等。

（5）易于拆除，无须二次手术取出固定物。

2. 外固定架也有其缺点，主要如下。

（1）针道感染：无菌原则不强、粗暴的插针技术、皮肤和针道处理不妥，都易导致针道感染。

（2）不方便、不美观：大尺寸的外固定架会带来很多不便，也不美观，通常需要使用特殊的衣物等覆盖装置。

（3）关节僵硬：跨越关节、贯穿肌肉或近关节的钢针会限制关节的活动，容易发生关节僵硬。

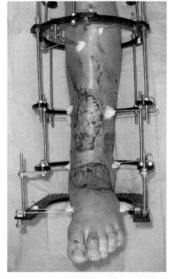

图 1-2 在严重的下肢创伤病例中，Ilizarov 外固定架为骨折提供稳定状态，保护移植的皮肤，为软组织修复创造条件

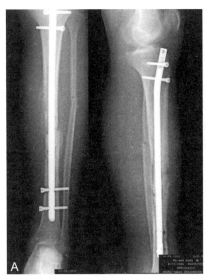
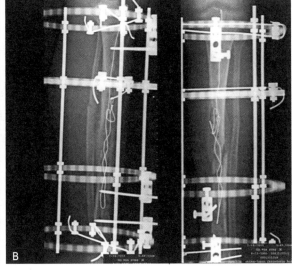

图 1-3　胫腓骨骨折应用胫骨髓内钉治疗后发生感染、慢性骨髓炎、骨缺损的病例，应用 Ilizarov 外固定架＋慢性骨髓炎病灶清除＋抗生素珠链置入＋牵张成骨，既固定了骨折，又为慢性骨髓炎控制及软组织修复创造了条件

　　（4）技术要求比较高、组装复杂：组件多，构型多变，操作要求高，需要医师熟练掌握，学习曲线长。

　　（5）护理麻烦：术后需要经常对外固定架进行护理。

（余华晨　丁　舟　张　力）

第二节　外固定架的种类和特点

　　外固定架种类繁多，主要包括以下几种（图 1-4）。

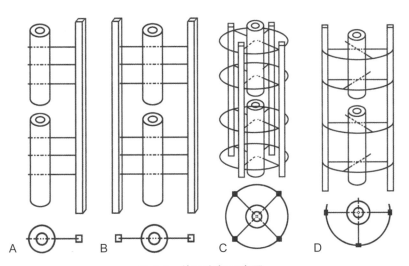

图 1-4　外固定架示意图

A. 单边外固定架；B. 双边外固定架；C. 环形外固定架；D. 半环槽式外固定架

一、单边外固定架

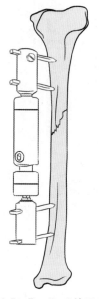

图 1-5　Bastiani 外固定架

单边外固定架轻巧方便、操作相对简单、患者易于耐受、所需配套工具较少，常用于急性创伤所致的胫骨、股骨干骺部、骨干骨折及肢体延长术。以 Bastiani 外固定架为代表，其基本结构主要由连接杆构成，固定夹在连接杆两端，固定夹内有 5 条夹钉的齿槽；连接杆中段为伸缩杆，可进行有限的牵伸或压缩；固定针采用半钉固定，根据固定部位可选用相应直径的固定针；连接杆中段与一端持针夹借助万向关节连接，可用于矫正部分成角移位和少许侧方移位。Bastiani 外固定架（图 1-5）结构简单，易于装卸，手术操作方便，因为是半钉固定，因此对组织损伤小，进针方向要求不高，可以非平行进入。在骨折治疗中，可采用加压延伸装置，初期骨痂形成后可松动加压装置的锁钮，更改坚强固定为弹性固定，以便产生纵向的压力，促进骨愈合。但单边固定架因只能从一个平面固定骨折，不如双边或多平面固定可靠，且加压后，在对侧容易造成骨折分离、前后成角。

由于该外固定架力学性能的不对称性，在斜形、螺旋形及粉碎性等不稳定性长骨骨折的治疗中，纵向压力不宜过大，否则易出现骨折复位的丢失。对于此类骨折，在治疗时可施行间断加压。微动理论证实骨折段 2mm 以内的微动不会导致修复组织的断裂，反而可刺激骨膜骨痂的形成。

二、双边外固定架

双边外固定架即单平面全针外固定架，钢针贯穿于骨干，从肢体的另一侧穿出，针的两端分别固定在肢体两侧的连杆上。有 Wagner、Charnley、Hoffmann 等类型的外固定架，其中以 Hoffmann 外固定架最为经典。双边外固定架对进针要求更高，稍有偏斜，就会造成对侧穿出固定困难（图 1-6）。

1951 年，Hoffmann 采用四边框式全针外固定架治疗骨折，相对稳定可靠。但其固定针需穿透肢体双侧，且肢体两侧均需安装连接杆，不便于肢体活动锻炼。因此，临床多加以改良应用，以半针代替全针，改良 Hoffmann 外固定架由连接杆、Schanz 螺钉和带有圆盘转动锁紧机构的夹具组成，夹具松开后可获得 3 个自由度，可以调整旋转。在此基础上衍生的动力型外固定架，区别仅在连接杆由两根短杆的一端相套组成，即一根短杆的一端膨大并呈管状，内嵌有防旋销，另一根的一端略带锥形，

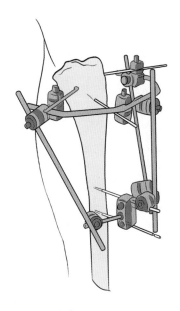

图 1-6　改良 Hoffmann 外固定架

并开有滑槽，使用时两杆相套插入约4cm深，留有0.5cm间隙，滑槽与销组合可防止两杆相互旋转。

三、环形外固定架

以Ilizarov外固定架为经典（图1-7），苏联Ilizarov医师经过大量研究，创造性地设计应用了环形固定架及微创技术用于矫形和创伤的治疗。这一技术的问世解决了不少矫形外科过去无法治疗的难题，尤其是在骨缺损、骨不连、骨关节畸形的治疗上。其治疗原理基于张力-应力学说：生长中的组织如施以缓慢牵伸，产生一定张力，可刺激某些组织的再生和活跃生长。Ilizarov外固定架的基本器械结构包括主件和附件。主件包括环形固定器、半钢环（用于关节部位）、延长拉杆、螺丝杆等。附件包括孔连接钢板、有孔公母螺栓、钢针固定夹等。金属环分半环和圆环，环上有均匀等距的孔或槽，通过孔或槽来固定克氏针、伸缩杆或其他装置，连接固定后的环构成一个强有力的框架。针分为不带橄榄体和带橄榄体两种，细小的针在钻穿过程中对组织和哈弗斯管等造成的损伤较小；通过交叉穿针可明显提高固定节段的稳定性，防止骨折端的旋转。伸缩杆有支撑连接金属环形框架的主要作用，同时，根据病情，3根伸缩杆可分别与骨干纵轴平衡在三角位置上，通过伸缩杆的调整实现肢体延长、压缩、成角纠正等。因此，Ilizarov外固定架特别适用于肢体缩短畸形及骨不连等疾病的治疗。

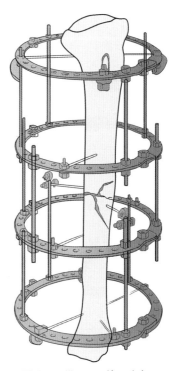

图1-7 Ilizarov外固定架

四、半环槽式外固定架

我国李起鸿等在对Ilizarov外固定架的研究基础上开发出了半环槽式外固定架，并有大量的病例应用报道。半环槽式外固定架是用克氏针做多平面固定的外固定架。弓槽供做钢针固定夹的插座，弓环的正中及两端有供安放螺杆的缺口，但缺口两侧的内外边仍有宽1cm的连接，以保证弓环机械强度与刚度。通过螺母与垫圈将稳定弓连接固定，调节稳定弓间的距离对骨断端实施轴向加压固定或牵伸延长。螺杆直径6mm，螺母沿螺杆每绕动一圈，伸缩度为1mm。螺母将弓环固定于螺杆，通过拧旋螺母来推动弓环以实现加压或牵伸固定。螺母下加放垫圈，有增强稳定弓作用。钢针固定夹为齿咬式，齿槽倾斜，槽宽3mm。固定夹在弓槽内可按交叉穿针角度移动，能将钢针牢牢咬紧固定于弓环上。固定夹在弓槽内可做25°～45°移动。侧方加压器可使钢针从侧方横向实施骨断端间加压，使斜形或螺旋形骨断面相互贴合，或将分离的大骨片推压复位固定。读数尺供摄X线片时核实肢体延长度使用。该外固定架使用较为方便,肢体可平躺在床上，便于处理开放性伤口。这种外固定架用轻合金制成，重量轻，质地坚固，结构简单，操作方便。

五、智能外固定架

1994 年美国的 J. Charles Taylor 等在 Ilizarov 外固定架的基础上成功设计数字化的"空间架构"外固定架，取名为泰勒外固定架（图 1-8）。泰勒外固定架是基于 Stewart-Gough 平台的基本概念，在八面体的每一个面都设计成平台，与之对应的被设计成基础面，连接基础面到平台的 6 根支柱，其长度、空间可变化，通过调整 6 根连接杆的长度，改变外固定架的空间结构达到畸形矫正或骨折复位的目的，这一切是借助计算机软件提前设计、精确计算完成的。泰勒外固定架结合了多层面的外固定架和软件的精确性来治疗四肢急性管状骨骨折，该外固定架提供了足够的稳定性，可保护软组织，可使骨充分发挥其成骨潜能。泰勒外固定架是一个治疗开放性胫骨骨折有效的方法，患者可较早活动，减少对软组织的损伤。尽管泰勒空间框架向着智能化、数字化方向发展，但它并非完美，主要缺点如下：价格昂贵，需要计算机软件，早期需要专人管理；术前对畸形角度的测量必须准确，否则会导致输入错误指令；在整个矫形与治疗周期，外固定架的刚度不能有太大的变化，对骨折或截骨端的愈合仍可能存在应力遮挡效应。

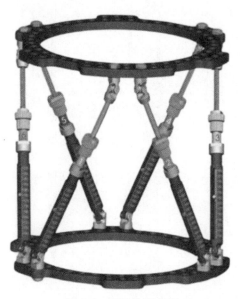

图 1-8　泰勒外固定架

（岳聚安　张　力）

第三节　外固定架治疗的应用原则

外固定架治疗是以再生重建为主线，而不应理解为一种简单的固定方法，应避免只有在内固定方法难以处理或发生感染、骨不连时才用外固定架的错误倾向。要有针对性地选择固定架的治疗方式，并充分认识外固定架的优势。

外固定架创伤小，操作简单，提供的生物力学环境合理，治疗周期短，并发症少，简便灵活，便于换药和护理，便于早期功能锻炼，防止关节僵硬，骨折区不易感染，可利用其撑开作用纠正骨折短缩，可逐渐延长肢体，可根据骨折情况对骨折复位进行调整，不存留内置入物。但是使用外固定架也存在风险。如：针道容易发生感染；固定针松动、脱落、断裂，影响美观、针孔处可发生骨折；安装技术性强；可发生骨折再移位、针孔创伤等；跨越关节、贯穿肌肉或近关节处的钢针，不同程度地影响关节活动；术后需要进行经常性管理；体外装置对日常生活有一定的影响。

放置外固定架时，术前计划非常重要。必须避免或尽量减少对现有解剖结构的损伤，包括肌肉、肌腱、神经和血管。为避免这种损伤，建议在解剖安全区域进行固定针置入。

通常，安全区域是在骨骼最表浅的区域，避开周围的神经、血管。为获得足够稳定，理想的固定针的位置应该是一个固定针尽可能地靠近骨折断端，另一个固定针尽可能地远离骨折断端。当计划在开放性骨折中放置固定针时，必须考虑到伤口的污染，避免通过开放性伤口放置固定针。还需要考虑随后的治疗，如放置髓内钉、钢板螺钉、植骨或植皮。增加固定针数量可以增加稳定和整体结构强度，然而也不能过多，固定针过多会破坏骨骼解剖结构并增加针道感染机会。

外固定架的使用必须严格遵守的原则：①先初步复位，再穿针固定；②固定针应离开骨折端5cm左右进针；③一般连接杆距离肢体以2cm为宜；④进针部位应避开重要的血管、神经和肌腱；⑤理想的进针点应在骨骼贴近皮下的部位；⑥选择适当麻醉，正确复位，复位时先纠正重叠移位，再纠正侧方及成角移位，最后纠正旋转和分离移位；⑦对粉碎性骨折或螺旋形骨折可结合有限的内固定作为辅助固定；⑧禁忌用快速电钻，禁止锤击进针；⑨固定针必须穿透双侧皮质。每个主骨折段由2根或2根以上的针固定，注意封闭针尾。

操作技巧：①从肌肉较少的一方进针，如胫腓骨，从前内或前侧进针，尺骨则从尺骨嵴进针；桡骨从前臂背侧进针，肱骨则从前外侧穿针。②穿针部位尽可能远离关节及会阴。③针组内距尽量大，针组间距尽量小。④劈裂骨折挤压复位，塌陷骨折撬拨复位。⑤30°以上的侧方或前后成角应该及时调整复位，30°内的侧方或前后成角可在纤维骨痂形成后（约3周）调整。⑥针间皮肤紧张时，在皮肤松弛侧切开皮肤及皮下组织，在紧张侧缝合。

在新鲜骨折的处理中，外固定架的作用分为两类：临时性固定和确定性治疗。临时性固定又可以进一步地细分为"损伤控制"和关节周围骨折的稳定。在短期使用外固定架时，医师必须考虑外固定架对患者的影响、是否需要更换为确定性治疗，以及在必要时是否能将临时性外固定架作为最终的确定性治疗。在决定将外固定架更换为确定性治疗时必须考虑以下因素：①软组织条件；②初始损伤情况；③是否需要再次清创手术；④筋膜减压切开伤口；⑤外固定针的情况；⑥外固定的稳定性；⑦骨骼或软组织缺损情况；⑧血管损伤；⑨感染；⑩患者的生理状态。上述这些因素都会影响外固定架更换为确定性治疗的时间。对于股骨干骨折，及早进行确定性治疗稳定骨折被认为有助于减少压疮、肺炎、静脉血栓的风险。如果将外固定架单独作为确定性治疗，由于外固定架提供的是相对稳定，在骨折周围应见到骨痂形成（即骨折二期愈合）。但是，如果有内固定进行辅助就可以得到完全稳定的固定，甚至可以一期愈合。

随着科学技术的进步，外固定架技术日渐成熟，并在临床骨科中发挥着重要作用。该技术具有结构简单，操作安全、方便，手术创伤小的优势，有助于患者早期进行恢复锻炼，最大程度地减少关节功能障碍的发生。对于患者而言，根据患者疾病特征选择适合的外固定架可使其获得较好的治疗效果并发挥外固定架的独特优势。因此，外固定架具有较高的应用价值，值得在临床上被接受和应用（图1-9～图1-11）。

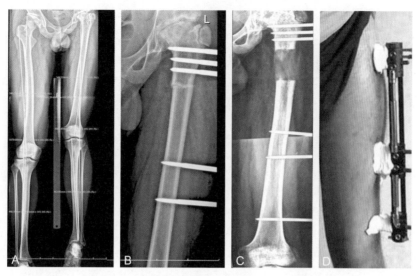

图 1-9　单边外固定架在肢体延长中的使用

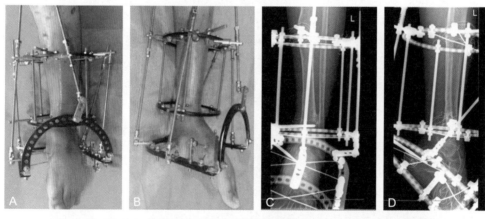

图 1-10　Ilizarov 外固定架在下肢严重创伤术后马蹄内翻足畸形中的使用

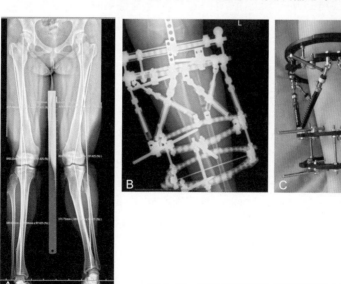

图 1-11　泰勒外固定架在下肢畸形中的使用

（岳聚安　丁　舟）

第四节 外固定架治疗的生物力学

一、外固定架治疗的生物力学特点

要用好外固定架，必须熟悉其生物力学。外固定架的强度与多种因素有关。每一种变化都会改变整体效果，因此应了解其重要性。

外固定架固定针通常由不锈钢或钛合金制成。与钛合金相比，不锈钢的弹性系数高、疲劳度好、顺应性好。然而，临床应用时，在生理状态应力范围内，各种材料的实际差别并不明显。不过，钛制固定针在置入前的过度弯曲或变形容易导致早期固定失败。连接杆通常由金属（钢或钛）或碳纤维制成。在低负重条件下，这些材料的强度和最大疲劳性能相似。然而，在高负荷下，金属杆变形增大，甚至会导致固定失败。不过，结构的整体弹性更取决于结构类型，材料特性的微小差异影响相对较低。碳纤维材质的优点在于可透 X 线并且重量轻，临床应用中应考虑这两个特性。

外固定架机械特性与其结构的数量、方向及每个结构内部的构造相关。不同平面的结构越多，机械性能越好，但是在临床实际条件下结构的数量常受到限制。对于特定的损伤，构造一个框架，最重要的考虑取决于负荷的类型和方向。例如股骨和胫骨，生理负荷通常在股骨的前外侧形成张力，而在胫骨则为前内侧。当至少有一个框架在负荷的同一平面时，就提供了外固定架最大的机械稳定性。

外固定架结构的性能与固定针直径、数量、针的螺纹、连接杆的数量、连接部位与负重轴线（通常是骨的轴线）的距离都密切相关。固定针的数量是重要因素之一，其可增加总体的结构稳定性，而且增加针的数量可以减少针 - 骨界面应力集中。两部分骨折最少应使用 4 根针（每侧 2 根），建议用 6 根（每侧 3 根）。受软组织条件的限制，固定针并不是越多越好。置钉最佳位置是第 1 根针靠近骨折部位，第 2 根针则尽量远离骨折处，第 3 根针位于第 1 根银针和第 2 根针之间。这种结构将每个骨块针 - 针应力最大分散。骨折部位不同，固定针的型号则不同。一般认为，骨盆、股骨和胫骨固定针的直径最小应为 5mm。足和踝处一般采用 3mm 固定针。而上肢的肱骨、前臂和腕、指的固定针可分别为 4mm、3mm、2mm。针太细，局部的应力会导致微动而失败。针太粗，骨的应力集中点甚至会在外固定架拆除后导致骨折。固定针的强度和疲劳性与针的中心直径、螺纹长短相关。通常，近针 - 骨交界面的皮质应力最高，因此形成针杆与螺纹交界部分（应力集中部位）避免处于针 - 骨交界处的观点。固定针的改进有助于螺纹 - 针杆交界部位离开针 - 骨界面，如短螺纹只抓住远侧骨皮质，将螺纹 - 针杆交界处移动到针 - 骨界面的远侧骨皮质；锥形针可以逐渐减少螺纹与针杆间的差距；采用长螺纹，将螺纹 - 针杆交界处移动到针 - 骨界面的近外固定架一侧（图 1-12 和图 1-13）。

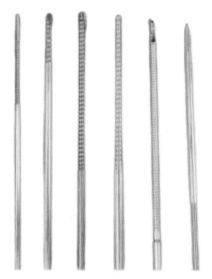

图 1-12　各种固定针

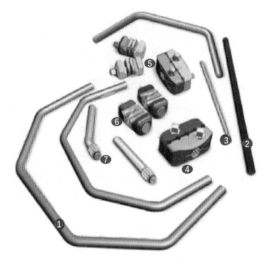

图 1-13　外固定架的构造

1. 半环连接杆；2. 直连接杆；3. 骨外固定针；4. 多针夹；
5. 5# 管针夹；6. 8# 管针夹；7. 角度连接杆

二、外固定架固定条件下的骨折愈合

骨折愈合的过程就是机体清除坏死组织，同时新生修复的过程，整个过程是持续的和渐进的。骨折愈合与生物力学紧密相关。Wolff 定律指出骨骼的生长受到力学刺激影响而改变其结构，用之则强，失用则弱。

一般将骨折愈合分为 3 个阶段，即血肿炎症机化期、原始骨痂形成期、骨痂改造塑形期。①血肿炎症机化期：血肿逐渐机化，形成肉芽组织，并进而演变成纤维结缔组织，使骨折断端初步连接在一起，为纤维连接，在骨折后 2～3 周完成；②原始骨痂形成期：骨内膜和骨外膜的成骨细胞增生，在骨折端内、外形成的骨组织逐渐骨化，形成新骨，骨折断端及髓腔内的纤维组织进行软骨内化骨，原始骨痂不断钙化而逐渐加强，达到临床愈合；③骨痂改造塑形期：应力轴线上的骨痂不断得到加强，应力轴线以外的骨痂逐渐被清除，并且骨髓腔重新沟通，恢复骨的正常结构，最终骨折的痕迹从组织学和放射学上完全消失（图 1-14）。

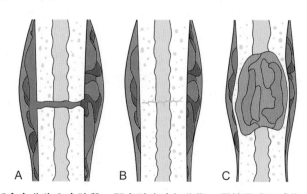

图 1-14　骨折愈合分为 3 个阶段，即血肿炎症机化期、原始骨痂形成期、骨痂改造塑形期

骨折愈合需适当的生物力学环境，即固定后的骨折断端需要适宜的应力刺激，应力能促进对骨折愈合起决定作用的成骨细胞、成软骨细胞和成纤维细胞增殖分化。不同的愈合阶段，骨折所需的应力大小不同。早期，骨愈合区组织刚度低，承受外力能力差，所需应力水平亦低；随着愈合区组织刚度增加，其承受负荷的能力加大，所需刺激的应力水平也随之增加。只有当骨折断端应力水平与愈合区组织刚度相互平衡协调时，组织才会良好分化和愈合。否则，应力过大，超过组织承受能力会损害已形成的骨痂，使骨组织坏死吸收，导致骨萎缩；反之，不足以引起弹性形变，趋向于骨折愈合的组织分化难以产生，最终导致骨折延迟愈合或骨不连。

解剖复位后的横形骨折用坚固的外固定装置固定，骨折部位的负荷可完全由固定系统吸收，骨折一期愈合，无骨痂形成，但需要时间长。现实大多数骨折使用外国架时，骨折愈合是间接愈合，需要的时间短，但这种愈合坚强。使用外固定架过程中，随着时间的推移，会出现骨-针界面松动，要在相对短的时间内获得骨折骨痂愈合，需要满足以下条件：①保留骨折部位的软组织；②复位满意；③保持骨折部位的微动。临床应用外固定架时，通常在距骨折线合适的位置放置固定针，先闭合复位，再通过外固定架固定骨折处，保护骨折部位的软组织。外固定必须复位满意，避免骨块之间存在大的间隙，如果骨折块之间间隙过大，则增加愈合难度。另外，注意对线恢复，但并不要求解剖复位。微动对骨痂愈合非常重要，但是需要区分微动的性质、程度和时间。当外固定架稳定时，牵引会诱导膜内成骨，新骨逐渐成熟并最终钙化。但是，若存在不稳定，被动动力化会引起非对称性骨痂形成，容易形成骨折不愈合、假关节。

骨折时，重力可引起骨折断端的相互移位和倾斜，产生轴向弯曲。外固定架阻止移位，吸收部分力量。当运用外固定架时，弯曲应力可转变为压应力，通过骨干横断面的仅是压应力，这在单纯横断骨折模型中得到很好的证实。在斜形骨折中，压应力传递较小，因为正常传向骨折线（以一定的角度）的轴向压应力的分力是决定性因素，而纵向分力则通过外固定架的稳固而分散。这也可以解释为何在骨折线上的压力分力随着骨折的倾斜度增加而减少。外固定架的位置也是一个重要的影响因素。若外固定架安装在负重力的一侧，力将分布于外固定架与骨干之间。若安装在远离负重力的一侧，相同的骨折线上有效应力会相当大。总之，外固定架可以使长骨骨折区域的弯曲力转化为单纯的压力，为成骨细胞激活及增殖创造良好的条件。

骨痂对外固定架整体性能的影响：通过外固定架传导的负荷大小取决于治疗时间的长短。如果两端的骨折块呈分离状态，所有的力会通过外固定架传导。如果骨折断端有骨痂形成，外固定架传导部分负荷，通过骨折端的负荷随着骨折骨痂的强度增高而逐渐增加。在治疗后期，当骨折将要愈合时，大部分负荷通过骨骼传导。因此要运用好不同强度的外固定架，通过弹性固定来刺激骨痂形成，促进骨折愈合。

三、外固定架的整体稳定及临床应用

外固定架的整体稳定是维持骨折部位对位对线的必要条件。不稳定可能会导致骨折复位丢失，畸形愈合、不愈合或灾难性的失败。外固定架种类较多，每种外固定架在特定的应用领域各有优缺点。骨科医师选择时，需要考虑外固定架优缺点，软组织损伤的程度，骨折和骨复位后的特征，综合考虑后恰当选择应用最有效的固定治疗。外固定架作用于骨骼，可以有加压、牵张或中和作用。加压可用于固定长骨横形骨折或用于关节固定术和先天性假关节手术。撑开式外固定可用于跨越关节内骨折。牵张可用于治疗桡骨远端骨折、Pilon 骨折和胫骨平台骨折。牵张也可用于跨越长骨粉碎性骨折，起便携式牵引的作用。牵张原则也应用于肢体延长，在一段较长的时间内逐渐分散应力。此外，可采用牵张外固定以减少关节接触力来治疗股骨头坏死或 Legg-Perthes 病。大块骨缺损的骨搬移同时需要牵张和加压力。对于成角畸形，可以使用环形外固定架（如 Ilizarov 外固定架）进行矫正，并为骨的重新排列提供外固定。

总之，了解生物力学，熟悉各种外固定架的特征才能在临床上更好地运用外固定架。

四、骨折康复

（一）骨折后康复的机制与作用

骨折后康复可以协调固定与运动之间的矛盾，预防或减少并发症的发生，使其朝着有利于骨折愈合的方向发展。康复治疗常用方法有物理疗法和运动疗法。科学地使用物理治疗可以有效地控制感染、消除肿胀、促进创面修复及瘢痕软化。运动疗法是进行一些有目的的治疗性锻炼。骨折后康复的作用具体体现在以下方面。

1. 促进肿胀消退　损伤后局部肿胀是外伤性炎症反应，这是组织出血、体液渗出加上疼痛反射造成的肌肉痉挛、肌泵作用消失、局部淋巴管及静脉血液淤滞和回流障碍所形成的。同时因疼痛反射引起的交感性动脉痉挛而导致局部缺血，进一步加重了局部的疼痛。在局部复位及固定的基础上逐步进行适量的肌肉收缩，恢复其肌泵作用，可有助于血液循环，促进肿胀的消退。

2. 减少肌肉萎缩　因骨折而产生的肢体失用必然导致肌肉萎缩，即使做最大的努力进行功能训练也不可能避免，但萎缩的程度则会有很大差别。另外，骨折后的康复还可以使大脑始终保持对有关肌肉的支配，而无须在固定解除后重新建立这种关系。

3. 防止关节粘连僵硬　关节发生粘连僵硬的原因是多方面的。长时间不恰当地固定可以造成关节僵硬，长时间不运动的关节也会产生关节僵硬。固定有利于骨折的愈合，但也限制了关节的活动。由于肌肉不运动，静脉和淋巴淤滞，循环缓慢，组织水肿，渗出的浆液纤维蛋白在关节滑膜反折处和肌肉间形成粘连。从治疗之初就要重视功能训练，既包括未固定关节的充分自主活动，也包括固定范围内肌肉的等长收缩，以避免关节的粘连和僵硬。

4. 促进骨折愈合　功能训练既可促进局部的血液循环，使新生血管得以较快地生长，又可通过肌肉收缩作用，借助外固定以保持骨折端的良好接触。另外，肌力增强的同时也增加骨折的稳定性。在骨折愈合后期，骨痂需要经过重塑，使骨痂的组成和排列符合生理功能的需要，这一过程需要通过运动和使用才能完成。对于关节内骨折，通过早期有保护的关节运动可以使关节塑形。

（二）骨折后康复治疗的时机

骨折后应分析病情，制订有针对性的康复治疗计划，经复位固定后即开始实施，直至骨折愈合功能完全康复。在这个过程中应动态观察病情变化，反复评定，根据具体情况及时调整康复计划。

（三）骨折治疗方法与康复治疗

骨折治疗方法的选择应有利于康复治疗，康复治疗方法的选择应遵循骨折复位、固定的原理，这是骨折治疗与康复治疗应遵循的总的治疗原则。现代康复理念与技术发展迅猛，新技术、新材料、新理念日新月异，骨科医师要熟悉康复治疗的技术和原理，实现好技术的恰当应用，更好地服务于临床和患者。

（张启栋　张　力　王卫国）

参 考 文 献

邓文广，何滨，毛应德龙，2012. 外固定架治疗骨折的研究进展. 实用骨科杂志，18(8): 717-720.

冯创宏，章海均，2001. 胫腓骨骨折应用两种外固定架治疗 105 例临床分析. 实用骨科杂志，7(1): 75.

贺达，成永忠，赵勇，等，2019. 半环式外固定架治疗 C 型桡骨远端骨折. 中国矫形外科杂志，27(8): 682-686.

蒋云楼，2018. 外固定架用于创伤骨科治疗的临床效果观察. 临床合理用药杂志，11(17): 123-124.

李起鸿，许建中，2009. 骨外固定学. 北京：人民卫生出版社.

孟和，1993 中国骨折复位固定器疗法，北京：北京医科大学中国协和医科大学联合出版社.

秦泗河，任龙喜，2010. 计算机辅助下 Taylor 环型空间外固定矫形与延长器. 中国矫形外科杂志，18(10): 880, 封 3.

王秋根，张秋林，2006. 现代外固定支架治疗学. 北京：人民军医出版社.

夏和桃，2013. 实用骨外固定学. 北京：人民卫生出版社.

于文建，2018. 外固定架在创伤骨科四肢骨折中的疗效观察. 世界最新医学信息文摘，18(47): 59.

Abdel-Aal AM, 2006. Ilizarov bone transport for massive tibial bone defects. Orthopedics, 29(1): 70-74.

Al-Sayyad MJ, 2008. Taylor spatial frame in the treatment of open tibial shaft fractures. Indian J Orthop, 42(4): 431-438.

Bible JE, Mir HR, 2015. External fixation: principles and spplications. J Am Acad Orthop Surg, 23(11): 683-690.

Cardoso R, Li ZY, 2011. Novel wire external fixation technique for proximal phalanx pilon fractures: technique and 2 case reports. Tech Hand Up Extrem Surg, 15(3): 162-165.

Erichsen JL, Andersen PI, Viberg B, et al, 2019. A systematic review and meta-analysis of functional outcomes and complications following external fixation or open reduction internal fixation for distal intra-articular tibial fractures: an update. Eur J Orthop Surg Traumatol, 29(4): 907-917.

Fowler T, Whitehouse M, Riddick A, et al, 2019. A retrospective comparative cohort study comparing temporary internal fixation to external fixation at the first stage debridement in the treatment of type IIIB open diaphyseal tibial fractures. J Orthop Trauma, 33(3): 125-130.

Greiwe RM, Archdeacon MT, 2007. Locking plate technology: current concepts. J Knee Surg, 20(1): 50-55.

Hernigou P, 2017. History of external fixation for treatment of fractures. Int Orthop. 41(4):845-853.

Hollenbeck ST, Woo S, Ong S, et al, 2009. The combined use of the Ilizarov method and microsurgical techniques for limb salvage. Ann Plast Surg, 62(5): 486-491.

Kelly C, Harwood PJ, Loughenbury PR, et al, 2018. A safe technique for insertion of heel wires for hindfoot external fixation frames: an anatomical study. Bone Joint J, 100-B(8): 1054-1059.

Liskutin T, Bernstein M, Summers H, et al, 2018. Surgical technique: achieving anatomic alignment with temporizing, ankle-spanning external fixation. J Orthop Trauma, 32 Suppl 1: S38-S39.

Lowenberg DW, Nork S, Abruzzo FM, 2008. Correlation of shear to compression for progressive fracture obliquity. Clin Orthop Relat Res, 466(12):2947-2954.

Sala F, Albisetti W, Capitani D, 2010. Versatility of Taylor Spatial Frame in Gustilo-Anderson III C femoral fractures: report of three cases. Musculoskelet Surg, 94(2): 103-108.

Seligson D, Mauffrey C, Roberts CS, 2012. External fixation in orthopedic traumatology. London: Springer.

Sisk TD, 1983. External fixation. Historic review, advantages, disadvantages, complications, and indications. Clin Orthop Relat Res, (180):15-22.

Zeng T, Gao DW, Wu YF, et al, 2019. [Small splint external fixation combined with 3D printing brace for the treatment of Colles fractures]. Zhongguo Gu Shang, 32(6): 513-518.

第 2 章

外固定架治疗的适应证及外固定架的应用

第一节　外固定架治疗的适应证

外固定架是一种放置在皮肤外面的装置，用钢针连接到杆上固定至骨骼，起到相对稳定的作用，若通过外固定架来最终固定，骨折可通过骨痂形成塑形的方式愈合。

外固定架使用的优势在于：对血供的影响小；对软组织的损伤小；固定装置远离损伤部位；当存在明显的感染风险时，外固定架是一个不错的选择。

临床医师在骨科创伤、小儿骨科和矫形外科等一系列不同的病例中使用外固定架，一些外固定架的适应证如下：①伴有严重软组织损伤的四肢开放性骨折。②粉碎性关节周围骨折，如 Pilon 骨折、股骨远端骨折、胫骨平台骨折、肘部骨折和桡骨远端骨折。③骨折伴有严重烧伤者，使用外固定架固定骨折，便于处理烧伤创面。④血流动力学不稳定或不适合进行开放性手术患者的骨折。⑤粉碎性长骨骨折。⑥伴有明显骨缺损的骨折。⑦不稳定性骨盆环损伤。⑧肢体畸形矫正和肢体延长术。⑨伴有骨缺损的骨髓炎。⑩治疗骨折同时需要皮瓣修复的手术。⑪关节融合术，如踝关节、膝关节加压融合术。⑫骨折不愈合。⑬骨折畸形愈合。⑭感染性骨折与骨不连，穿针固定，控制感染，有利于愈合。⑮术中牵引以帮助止血。

临床上最常应用的外固定架固定骨折的部位是胫骨和桡骨远端，相对不太常用外固定架固定骨折的部位有股骨、肱骨及前臂。外固定架的结构包括单边、双边、多边及环形，结构的选择取决于治疗策略，是应用于急救治疗、临时治疗，还是最终确定性治疗（图 2-1 和图 2-2）。

外固定架使用的缺点在于：关节运动（部分）限制；针道感染；外固定装置相对笨重；护理相对麻烦；对于某些部位的骨折，外固定提供的稳定性显得不足。

骨外固定技术是一种相对安全的微创手术，选择明确适应证的患者使用外固定架固定是非常有益的。因此，它在骨科中使用的禁忌证是相对的。相关禁忌证包括肥胖患者难以安全放置固定针；患者依从性差，配合不好；假体周围骨折可能会限制假体的安放。

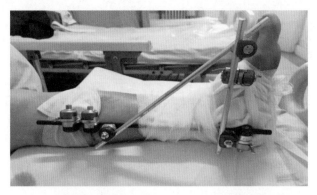

图 2-1　Pilon 骨折采用外固定架处理

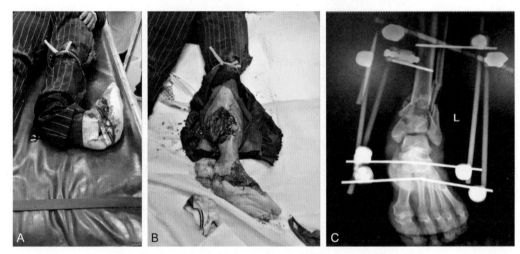

图 2-2　严重软组织损伤的四肢开放性骨折采用外固定架处理

（饶志涛）

第二节　外固定架在多发伤中的应用

外固定架已经广泛应用于骨折治疗，特别是损伤控制骨科（damage control orthopaedics，DCO）理念在复杂创伤救治中已被广泛接受，目前的观点是按损伤控制原则在患者全身情况耐受的前提下尽早稳定骨折和复位关节，而不追求一次手术完全复位固定，必要时可分期完成。

严重多发伤合并肢体骨折是一种临床危重症。患者通常存在严重的生理内环境紊乱，并伴有"致命性三联症"，即体温过低、代谢性酸中毒和凝血功能障碍。传统观点认为，对于多发伤患者，不主张早期手术内固定，认为手术作为二次打击会加重患者的创伤。基于 DCO 理念确定了 3 个阶段的治疗流程：①控制出血、纠正休克和临时固定骨折；②创伤复苏和生理状态调整；③二期骨折确定性手术。骨折临时固定对于早期生命支持、快速有效的创伤复苏起着非常重要的作用。骨折如不及时处理，不仅影响肢体功能的恢复，还会影响多发伤的整体治疗，如伴有严重胸外伤的肢体长骨骨折行早期固定，可以降低成人呼吸窘迫综合征（ARDS）的发生率。

1. 外固定架在严重多发伤合并骨盆骨折中的应用　多发伤合并骨盆骨折通常是由高强度创伤引起的，常见并发症是休克，如不积极治疗将危及生命。除重要器官损伤外，与骨折端出血及骨折处疼痛也有很大关系。紧急处理包括使用床单或骨盆带进行初步骨盆固定，减小骨盆容量以防止进一步失血，也能减少骨折端异常活动造成的疼痛。然而，骨盆带对皮肤直接压迫和固定稳定性差的缺点决定了在患者身体状况许可的情况下需要进行骨盆环结构的直接稳定，这可通过外固定架或内固定装置来实现。外固定架具有耗时短、损伤小、固定可靠的优势，减少后腹膜和盆腔的容积，缩小出血空间和部分恢复组织的屏障作用，有效控制骨折端出血和疼痛，减少休克、脂肪栓塞、急性呼吸窘迫综合征等严重并发症的发生率。骨盆骨折采用半环形外固定架固定，髂翼下置钉，通过连杆与对侧固定钉相连。对于危重患者，要在最短的时间完成骨折复位和外固定架固定。

2. 外固定架在严重开放性四肢骨折中的应用　在严重多发伤的开放性骨折中合理使用外固定架可以最大限度地达到挽救生命、保全伤肢、控制污染和恢复功能的目的。使用外固定架最大的优势是便于软组织损伤的二期修复，同时外固定架固定相对牢靠，完全能满足关节功能锻炼的需要。四肢骨折采用单边、双边或组合式外固定架固定。开放性骨折使用外固定架固定前，按照外科治疗的原则，先进行软组织清创，再依据骨折部位和类型，置入固定钉和连接杆，完成骨折的初步复位，位置满意后通过接口牢固固定（图 2-2）。

3. 外固定架在严重闭合性四肢骨折中的应用　多发伤并发四肢骨折的患者由于病情重，有时甚至存在危及生命的损伤。因此，对危及生命的创伤应立即救治，同时对骨折患肢进行快速、有效、简便的固定。外固定架固定相对稳定、比内固定操作简单、对机体的干扰小、感染风险低，可满足急救的同时固定受伤肢体的要求。对于严重多发骨折，严格遵循 DCO 抢救流程，在抗休克同时早期采用外固定架固定骨折，可有效降低死亡率，提高抢救成功率，防止并发症的发生，更有利于肢体功能恢复，降低致残率。

严重闭合性长管骨骨折临时外固定架主要用于：①在病情尚不稳定的情况下，早期简单、有效的骨折外固定可稳定损伤，控制出血，有利于复苏；②闭合性骨折伴严重软组织损伤、肿胀或水疱明显，外固定架可避免受损的软组织血供的进一步损害，减少邻近组织的炎症反应，促进软组织恢复；③对于多段骨折或粉碎性骨折，可早期恢复骨折长度与轴线，减少软组织的激惹以利于组织损伤恢复，为二期确定性内固定提供良好的软组织覆盖。

闭合性骨折外固定架固定后，是否需要二期转换成内固定，需要正确评估患者的全身状况、局部软组织损伤程度及骨折端的稳定性。针道感染是早期外固定技术的主要并发症，与患者年龄、外固定架固定时间、局部软组织状况及患者基础疾病等因素相关。总之，虽然临时外固定架存在针道感染的风险，但选择合适的二期确定性内固定转换时机有利于降低内固定术后的感染率，并促进肢体功能恢复。

4. 外固定架在多发伤中应用的要点和注意事项　外固定架固定技术体现微创外科的原则，不干扰和加重局部组织的创伤，能够提供合理的生物力学环境，在伤情紧急或复杂损伤情况下能提供及时有效的稳定性，在多发伤合并骨折治疗中发挥着重要的作用。为了合理利用外固定架技术，需要注意外固定架使用过程中可能出现的风险，减少外固定架操作带来的并发症，包括神经血管损伤、固定针松动、针道周围骨折、针道感染、骨髓炎、关节僵硬等。外固定架提供了骨折端的相对稳定性，对于严重不稳定的骨折，可能会发生骨折畸形愈合或骨折不愈合。

随着骨外固定技术的发展，外固定架因具有操作相对简单安全、耗时短、损伤小、易于掌握、应用范围广等特点，在严重多发伤骨折固定中被合理采用，能达到挽救生命、保全伤肢与控制污染，最大限度地挽救肢体功能的目的。

（饶志涛　张　力　程立明）

第三节　外固定架在骨关节感染中的应用

一、概述

骨髓炎是指化脓性细菌感染骨髓、骨皮质和骨膜而引起的炎症性疾病，多数来自血源性感染，也可来源于外伤或手术感染。常多次复发，迁延不愈，严重影响患者的生活质量。外固定架治疗骨髓炎和感染性骨不连有着独特的作用。

二、临床评估

首先应对患者进行临床评估，外科医师应详细了解患者的完整病史和导致骨髓炎的相关因素，如糖尿病、类风湿关节炎和免疫系统损害等。骨髓炎发生的危险因素包括多个方面，分为全身因素和局部因素（表2-1）。

表 2-1　骨髓炎发生的危险因素

全身因素	局部因素
● 营养不良	● 慢性淋巴炎
● 肾/肝衰竭	● 静脉血栓
● 酒精中毒	● 动脉炎
● 慢性缺氧	● 大血管损害
● 年龄	● 广泛瘢痕
● 激素治疗	● 放射纤维化
● 糖尿病	
● 吸烟	
● 恶性肿瘤	
● 免疫缺陷	

在临床评估过程中须特别注意窦道，还应注意窦道持续时间。由于重力，当窦道位于下肢时，常位于骨髓炎病灶的远端。如果窦道持续时间很长，患者患鳞状细胞癌的风险将增加。手术时应对所有窦道进行活检。在感染源被清创后，窦道常会闭合。

观察既往的切口是很重要的，要评估其血供。如果触不到脉搏或肢体血供出现问题，应行动脉超声检查。既往的切口常决定手术入路，特别是接受了皮瓣移植或肢体有广泛瘢痕的患者。

骨髓炎通常伴随肢体畸形，在进行 X 线检查和体格检查时不应忽视。下肢全长 X 线可以评估肢体长度差和畸形。如果对 X 线片显示的病灶范围仍有存疑，患者可以进行磁共振成像（MRI）与钆对比增强成像评估。然而，外科医师必须谨慎地解读 MRI 结果，因为骨组织中的反应性水肿可能会放大骨质中感染的程度。CT 有助于确定感染性骨不连的存在。

三、分型

成人骨髓炎分型系统多采用根据解剖类型和免疫系统分类而制定的 Cierny-Mader 分型系统（表 2-2）。Ⅰ型和Ⅱ型骨髓炎患者骨骼通常具有固有骨稳定性，不需要进行固定治疗。Ⅲ型骨髓炎患者在清创后有骨折的风险，通常需要外固定。Ⅳ型骨髓炎患者由于不稳定，必须固定。

表 2-2　Cierny-Mader 骨髓炎分型系统

分型	具体表现
Ⅰ型	骨髓型骨髓炎（感染仅累及骨髓腔）
Ⅱ型	表浅型骨髓炎（原发软组织病变累及）
Ⅲ型	局限型骨髓炎（累及一侧骨皮质和骨髓腔，有边缘明确的皮质死骨形成）
Ⅳ型	弥漫型骨髓炎（累及整个骨皮质和骨髓腔）

四、治疗方案

治疗方案主要基于 Cierny-Mader 骨髓炎分型系统。无论骨髓炎处于哪一型，必须先清创，清创后行肢体重建手术。了解患者病情是选择手术重建方式的关键。为确保患者得到最佳的治疗，应建立包括内科医师和感染科医师在内的多学科医疗团队，在术后选择恰当的抗感染治疗，并进行血药浓度监测。治疗原则包括清除所有失活的感染组织、消灭无效腔、局部应用抗生素、肢体的稳定及肢体重建。有时，单个手术方案可同时解决两个问题，如骨搬移治疗节段性骨髓炎，同时恢复肢体短缩的长度（图 2-3）。

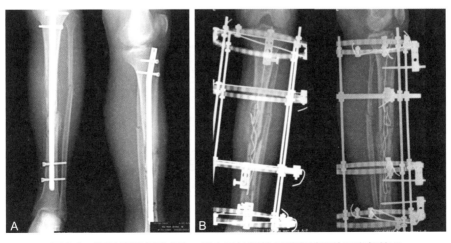

图 2-3　胫骨骨折术后感染，伴有骨缺损的骨髓炎采用外固定架处理

五、手术技术

骨髓炎的手术必须遵循一些基本原则。将活检培养物和活检标本进行病理检查。所有坏死和无血供的骨都必须清除。清创时尽量不用止血带，以便对骨血供进行最佳评估。胫骨骨皮质出血很少，因此外科医师必须实现骨面渗血征。在去除所有坏死骨和软组织后，用生理盐水冲洗伤口。清创后要更换无菌敷料和器械，重新穿手术衣、戴手套、消毒铺单。然后继续完成重建手术。术后所有患者都应接受 6 周的敏感抗生素治疗，在 C 反应蛋白和红细胞沉降率恢复正常且患者不再接受抗生素治疗后，可二次手术植骨。

Ⅰ 型骨髓炎位于髓腔内。这一阶段通常与临床上观察到的窦道有关。如果存在肢体畸形，可以使用负载高剂量抗生素的骨水泥。扩大清创，彻底冲洗髓腔，放置引流冲洗。也可以通过皮质开窗完成清创。开窗的大小必须小于骨直径的 1/3，以保持结构完整性。当清除掉所有的坏死骨和碎屑后，在髓腔内置入抗生素珠链。不要将抗生素珠链暴露在髓腔外。传统抗生素珠链应用骨水泥制作，目前替代物是三磷酸钙或硫酸钙，它们与高浓度抗生素混合在一起，由于三磷酸钙和硫酸钙可以被机体吸收，因此这种替代方案无须二次手术操作去除骨水泥链。抗生素浓度的配方分别为：① 40g 骨水泥 +3.6g 妥布霉素 +1g 万古霉素。② 40ml 三磷酸钙 +3.6g 妥布霉素 +1g 万古霉素。③医用硫酸钙是含 4% 硫酸妥布霉素的硫酸钙颗粒。虽然三磷酸钙作为可吸收的抗生素载体受到很多医师的青睐，但不建议将该技术用于极大或非包容性的骨缺损。

Ⅱ 型骨髓炎位于坐骨、骶骨和胫骨前部的 Ⅳ 期压疮，骨髓炎只影响骨皮质表面。这一阶段的骨髓炎通过积极的清创和良好的软组织覆盖来治疗。VSD 对肉芽组织覆盖有效。根据位置的不同，可能需要腓肠肌、比目鱼肌或游离皮瓣。

Ⅲ 型骨髓炎涉及骨皮质和骨松质。彻底清除所有坏死骨，通常会导致剩余的骨组织缺乏足够的结构稳定性。通常需要二期行植骨术（至少在清创抗生素治疗结束后 8 周），以增强骨的稳定性。可吸收的抗生素载体，如三磷酸钙或硫酸钙，不用于治疗 Ⅲ 型骨髓炎。可吸收的抗生素载体在治疗清创后残留大的非包容性骨缺损方面并不是特别理想。可用于重建骨骼稳定性的方法包括环形外固定架及涂有抗生素的髓内锁定针。胫骨远端的缺损应使用外固定架来固定，范围应包括足部，以实现骨和软组织愈合的最大稳定性。使用抗生素涂层的髓内针是稳定中轴骨缺损的一种很好的方法。髓内针提供抗生素输送和骨稳定。使用髓内针的一个并发症是骨水泥和杆的界面剥脱。

Ⅳ 型骨髓炎是最具挑战性的骨感染类型，包括感染性骨不连。感染性骨不连有两个问题：骨结构不稳定和感染。通常与软组织损伤有关，常由开放性骨折造成。治疗感染性骨不连有许多选择。治疗方式的选择取决于不连接的位置和主体骨质。治疗胫骨或股骨节段性感染性骨不连的治疗策略包括清创和用环形外固定架进行骨搬移，清创和插入由髓内针稳定的水泥间隔器，用同种异体骨重建，以及在某些情况下行截肢术（表 2-3）。

表 2-3　感染性骨不连的治疗策略

位置	骨缺损大小	治疗策略
股骨干	＞ 5cm	策略 1：一期切除并应用外固定架，然后在定制的髓针上进行骨搬移（使用时要小心，反复感染是主要风险），如果骨缺损＞ 10cm，考虑双平面骨搬移；二期行植骨 策略 2：一期切除并应用外固定架，然后插入带水泥间隔器的髓内针，二期移除水泥间隔器，植入同种异体移植物植骨（谨慎应用，主要风险是复发感染）
	＜ 5cm	一期行急性短缩术并用髓内杆固定肢体（可选抗生素涂层）；二期植骨；三期髓内钉延长或插入髓内动力牵张器
胫骨干	＞ 10cm	一期切除并应用外固定架；二期行双平面骨搬移或同侧腓骨搬移，植骨
	4 ～ 10cm	一期切除并应用外固定架，用环形外固定架进行骨搬移；二期行植骨
	＜ 4cm	策略 1：一期进行急性短缩术并用涂有抗生素的髓内杆固定肢体；二期植骨 策略 2：一期进行急性短缩并应用环形外固定架，进行近端皮质切除术以延长；二期植骨
肱骨干	＞ 10cm	一期切除并应用外固定架，然后插入带水泥间隔的髓内杆；二期使用髓内针，移植同种异体骨或带血管的腓骨进行重建
	5 ～ 10cm	一期用单侧固定器或 Ilizarov 外固定架进行切除和骨搬移；二期植骨
	＜ 5cm	一期行急性短缩，应用外固定或插入抗生素涂层的髓内针；二期植骨
关节内		一期用稳定的内固定挽救关节，可跨关节应用外固定架。如果失败，可行融合术

（王秋园　刘大伟　程立明）

第四节　外固定架在骨关节肿瘤中的应用

一、概述

在 20 世纪 70 年代之前，截肢是治疗四肢恶性肿瘤的唯一选择。随着医学影像学、化疗和假体技术的进步，保肢手术逐渐发展。现代的化疗有助于最大程度地缩小手术边界，在不损害肢体功能的情况下最大限度地保留正常组织。对于肿瘤患者，特别是骨肿瘤患者长期生存的情况下，保肢手术变得更加重要。

在保肢手术中，关节重建的方式有假体、高压灭活自体移植、同种异体骨移植、假体与同种异体移植、自体移植（游离或血管化）间隔物的组合。然而，肢体功能通常保留有限，并随着时间的推移而变差。感染、移植物不愈合和骨吸收等并发症最终可能导致失败或截肢。

理想的重建方法应具有生物亲和力、抗感染能力及足够的生物强度和持久性，减少并发症的发生。由 Ilizarov 建立的牵张成骨技术，允许具有优异生物力学性能的活性骨组织生长。肿瘤切除结合 Ilizarov 重建技术为很多保肢手术提供了选择。

二、临床评估

在近关节骨肿瘤中，采用牵张成骨的方法结合有效的化疗，保留骨骺、关节面、韧带和神经血管结构，可以保持肢体的正常功能。骨缺损用患者自己的活骨组织通过牵张成骨再生重建。这项技术是目前儿童和成人的近关节骨肿瘤患者有效的保肢手术方法。

对于高度恶性肿瘤尽可能地保留关节和正常结构，术前有效的化疗和充分评估很有必要。为了方便决策膝关节周围近关节骨肿瘤病例的重建方案，Tsuchiya等提出了一种新的肿瘤切除分类系统。根据该分类系统，Ⅰ～Ⅳ型肿瘤，范围不超过15cm，治疗时间不超过1年，并且对化疗反应良好，为保留关节肿瘤切除术的适应证。牵张成骨可用于Ⅴ型和Ⅵ型肿瘤合并关节融合术的病例中。

这项技术成功的关键条件是把握正确的指征。该疗法为恶性骨肿瘤，特别是对化疗反应良好的骨肿瘤患者提供良好的前景。骨肿瘤的早期筛查将使更多的患者成为应用该技术的适应证，并且生存率和肢体功能方面均预后良好。肺转移是应用该项技术的相对禁忌证。

三、分级

切除类型和牵张成骨重建的决策见表2-4。切除类型分型见图2-4。

表2-4　切除类型和牵张成骨重建的决策

类型	方法
Ⅰ型	肿瘤位于距生长板2cm内的干骺端。肿瘤可以切除，骨缺损可以通过牵张成骨进行骨干重建来修复
Ⅱ型	肿瘤位于干骺端，延伸至不到骨骺生长板的一半的地方。必须切除一半的生长板。有可能通过牵张成骨（干骺端重建）保留关节并重建骨缺损。由于不均匀的生长，可能发展为关节畸形
Ⅲ型	肿瘤位于干骺端，延伸至整个生长板。对于这些患者，生长板要被完全切除，骨重建可以通过牵张成骨（干骺端重建）实现。然而，年轻患者可能会出现肢体不等长
Ⅳ型	干骺端肿瘤通过生长板延伸至骨骺的一部分，距关节线至少10mm。通过牵张成骨（关节下重建）来保留关节和骨重建仍然是可能的，但预计在儿童中会出现肢体短缩
Ⅴ型	肿瘤延伸到不到一半的骨骺。不可能保存整个关节。重建方式有骨骺重建或关节融合术
Ⅵ型	肿瘤延伸到骨骺的一半以上。对于这些患者，可选择使用牵张成骨的关节融合术进行重建

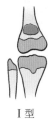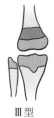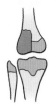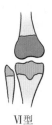

Ⅰ型　　　　Ⅱ型　　　　Ⅲ型　　　　Ⅳ型　　　　Ⅴ型　　　　Ⅵ型

图2-4　切除类型分型

四、治疗方法

使用牵张成骨的重建技术取决于肿瘤的位置和切除的骨量（表2-4）。关节保留重建包括骨干、干骺端、关节下重建和骨骺重建。采用牵张成骨技术进行关节保留和重建，邻近关节的功能可以保留，被认为是目前最佳的保留关节手术类型。骨骼缺损通过缩短-牵张、骨搬移或将二者结合行髓内修复。如果可行的话，应结合髓内钉牵引以减少外固定时间。

牵张成骨重建与其他技术相比具有明显的优势。这种重建将是长久的生物学重建，没有假体或同种异体移植相关的晚期并发症。这项技术不仅适用于大多数肿瘤，而且比其他疗法费用更低。此外，在某些情况下，骨骼的生长部分可以保持正常的肢体生长。并且，当发生肢体短缩时，可以通过肢体延长技术来解决。

五、手术技术

手术步骤包括充分的肿瘤整块切除，保留骨骺、关节面和尽可能多的正常组织，然后应用外固定架装置，在合适的位置安装钢针或螺纹针，每个环2～3个，每个关节周围环3～5个，通过骨搬移或缩短牵张技术来实现骨再生。

1.短缩牵张 在不影响伤口闭合和神经血管损伤的情况下，股骨和小腿的急性短缩不能超过10cm和5cm。

为了获得良好的关节运动，可以在同一部位进行牵引，或者在干骺端病变的情况下在单独的截骨部位进行牵引。当肿瘤切除后骨骺仍有较厚部分时，可使用单边外固定架进行牵引。当骨骺很薄，使用环形外固定架，如Ilizarov外固定架，以实现关节周围结构的稳定。

2.改良骨搬移术 关节周围结构应即刻稳定，以防止关节挛缩。当只保留薄薄的骨骺或关节面时，使缺损缩短是不可能的。为了稳定和重建关节周围结构，应从骨干上截取一个游离的骨柱并固定到剩余的骨骺上。新产生的骨干缺损通过骨搬移修复。只有在再生物成熟后才可移除外固定架。当骨搬移完成后，在连接部位进行植骨，以促进该部位的愈合。

为了便于术后早期康复，关节周围结构的稳定非常重要。当使用多根钢丝或螺钉但关节稳定性不足时，应使用跨关节的外固定架。

通常允许手术后第2天进行完全负重锻炼。在进行软组织修复的情况下，如髌腱或侧副韧带修复，则延迟3～4周。

牵引在术后1～2周开始，每天2～4次，每次0.25mm，可根据骨形成的程度进行适当调整。对于经过术前和术后化疗的高度恶性肿瘤患者，由于骨髓受到化疗药物的抑制，牵张速度应该较慢。保持每天0.5mm的牵引速度，牵引3～6周，直至在X线片上显示出良好的骨形成。

（王秋园　杨　东）

参 考 文 献

Brien EW, Tarek RM, Healey JH, et al, 1994. Allograft reconstruction after proximal tibial resection for bone tumors: an analysis of function and outcome comparing allograft and prosthetic reconstructions. Clin Orthop Relat Res, (303):116-127.

Hazan EJ, Hornicek FJ, Tomford W, et al, 2001. The effect of adjuvant chemotherapy on osteoarticular allografts. Clin Orthop, (385):176-181.

Subasi M, Kapukaya A, 2003. Distraction osteogenesis for treatment of bone loss in the lower extremity. J Orthop Sci, 8(6):882; authoe reply 883-884.

Tomita K, Tsuchiya H, 1989. Intermediate results and functional evaluation of limb-salvage surgery for osteosarcoma: an intergroup study in Japan. J Surg Oncol, 41(2):71-76.

Tsuchiya H, 1999. Periarticular reconstruction using distraction osteogenesis after en bloc tumor resection. Arch Am Acad Orthop Surg, 2:68-75.

Tsuchiya H, Tomita K, 1992. Prognosis of osteosarcoma treated by limb-salvage surgery: the ten-year intergroup study in Japan. Jpn J Clin Oncol, 22(5):347-353.

Tsuchiya H, Tomita K, Minematsu K, et al, 1997. Limb salvage using distraction osteogenesis: a classification of the technique. J Bone Joint Surg　Br, 79(3):403-411.

第 3 章

外固定架在上肢骨折中的应用

第一节　肱骨近端骨折

肱骨近端骨折是指累及肱骨外科颈及其近端部位的肱骨骨折，发病率位于髋部骨折和桡骨远端骨折之后，是第三位常见的四肢骨折，约占骨折类型的 5%，常见于骨质疏松患者，其中 3/4 以上的患者年龄在 60 岁以上，女性发病率约为男性的 3 倍。随着老龄化社会的到来，老年肱骨近端骨折的发病率逐年升高。

一、解剖及骨折分型

（一）解剖

肱骨近端是呈半球形的肱骨头，朝向上、后、内方与肩胛骨的关节盂组成球窝关节。肱骨近端包括肱骨大结节、小结节和肱骨外科颈 3 个重要的解剖部位。在肱骨头的外侧和前方各有隆起，分别称为大结节和小结节，两者之间的纵沟为结节间沟。肱骨外科颈为肱骨大结节、小结节移行为肱骨干的交界部位，该部位是骨松质和骨密质的交接处，是骨折的好发部位（图 3-1）。

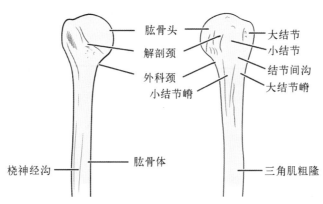

图 3-1　肱骨近端的解剖

（二）骨折分型

临床较为常用的肱骨近端骨折分型为 Neer 分型（图 3-2），该分型方法是依据骨折的解剖部位和骨折块的移位程度。其中，肱骨近端4个解剖部位分别是肱骨头、大结节、小结节和肱骨干；移位程度是以移位＞1cm或成角畸形＞45°为标准。

一部分骨折：肱骨近端骨折，无论骨折线数量是多少，只要未达到上述移位标准，说明骨折部位尚有一定的软组织附着连接，有一定的稳定性。这种骨折为无移位或轻微移位骨折，或称为一部分骨折。

两部分骨折：是指仅一个部位发生骨折并且移位者；它有4种形式，即解剖颈骨折、大结节骨折、小结节骨折或外科颈骨折。

三部分骨折：是指当肱骨近端4个解剖部位中有2个部位骨折并且移位。它有2种形式，常见的是大结节、外科颈骨折；另一种是小结节、外科颈骨折。

四部分骨折：是指当肱骨近端4个部分都发生骨折移位时形成4个分离的骨块。此时，肱骨头向外侧脱位，呈游离状态；血液供应破坏严重，极易发生缺血坏死。

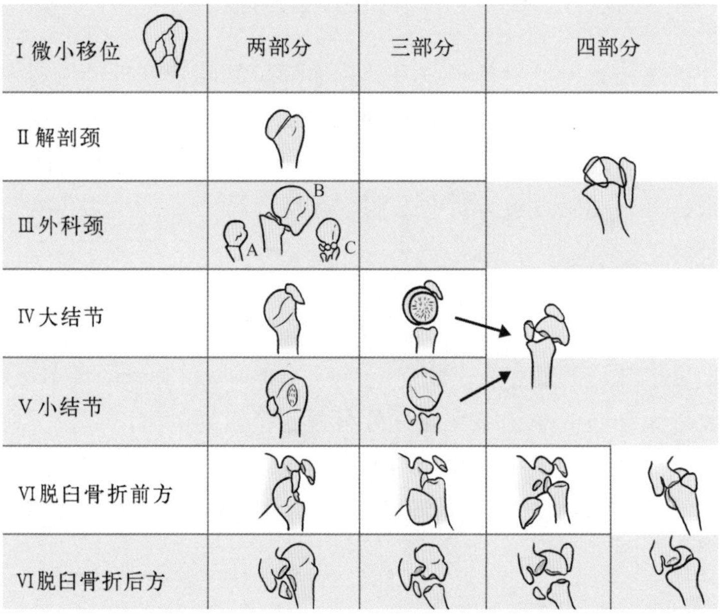

图 3-2　Neer 分型

二、诊断

患者外伤后出现上臂周围严重疼痛、肿胀和青紫，肩关节活动受限；如果手臂麻木、感觉丧失，可能合并神经损伤；如果前臂和手部苍白，动脉搏动减弱或消失，则可能损伤腋动脉。根据骨折外伤病史、查体、X线和CT检查可做出明确诊断。X线检查除了正位（或后前位）外，应进行穿胸位X线检查。CT检查及三维重建可以进一步明确骨折的详细情况，指导治疗方案的制订。

三、外固定架适应证

1.内侧轻度粉碎的两部分外科颈骨折。

2. 三部分外科颈及大结节骨折，撕脱的大结节骨块较大，可以穿针固定者。

3. 四部分外翻压缩的外科颈骨折。

4. 两部分大结节骨折，大结节骨折块足够大且可复位。

四、外固定架禁忌证

1. 对于不能参与术后康复的患者建议行保守治疗或其他治疗。

2. 肱骨大结节骨折块较小，难以穿针固定者。

3. 不能获得满意的闭合复位者。

五、外固定架技术

患者取半卧位，用 C 形臂行前后位和腋窝位透视以确定骨折位置和大小。在外科颈远端 2 ～ 3cm 处外侧穿入克氏针以固定肱骨头。通过内翻、外翻、肱骨的前倾、后倾来纠正骨折移位，可以在肱骨头附近做 2cm 的微创切口，钝性剥离进行复位。复位完成后，通过外科颈置入 2 枚螺纹克氏针固定肱骨头，2 枚克氏针的间距为 5mm。注意避免穿透肱骨头。

复位大结节骨折块，可以采用螺纹克氏针将其定位到正确的位置。使用 2 枚克氏针向后内侧方向固定最上方的肱骨干皮质，再置入 2 枚克氏针固定大结节。最后通过管针夹将克氏针与外固定架相连。另外一种框架由 4 枚克氏针固定完成，2 枚克氏针横向穿过骨折线，第 3 枚克氏针位于肱骨头，在肱骨上方距外科颈 4 ～ 5cm 处置入第 4 枚克氏针到肱骨干，其完全位于骨折线外（图 3-3）。

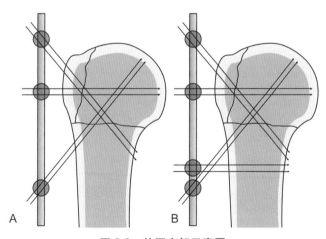

图 3-3　外固定架示意图
A. 3 组针固定；B. 4 组针固定

固定半螺纹针应均匀分布于肱骨外侧，减少肌肉牵拉。骨折近端外侧用 2 枚直径约 3.5mm 的克氏针呈交叉置入。上外固定架时需加压固定。远端半螺纹针应垂直骨皮质，并应穿过对侧骨皮质，否则可因固定不牢固而出现骨折再次移位，且入针位置应在肱骨中上段，入针时应注意避免损伤桡神经及腋神经（图 3-4）。

外固定架固定穿针时应争取一次成功，不宜反复进退穿针，以免半螺纹针松动。术前应完善相关检查，若骨折合并神经、血管损伤或术中复位难度大，应果断采取切开复位并探查血管、神经。

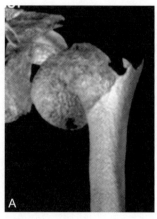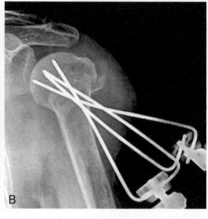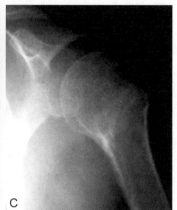

图 3-4 肱骨近端骨折应用外固定架治疗

六、并发症

1. **针道感染** 主要原因是外固定架固定时间长，针的松动滑移及对皮肤的压迫刺激，另外针道护理不当也可发生针道感染。指导患者定期使用 75% 乙醇对针道进行清洗、换药，可减少针道发生感染的概率。

2. **固定针的松动** 主要发生于固定针反复进退操作，引起针道松动。

3. **软组织刺激** 固定针牵拉三角肌，引起局部疼痛不适。

4. **腋神经损伤** 手术暴力操作，固定针较长导致腋神经损伤。

七、术后处理及康复

1. 外固定架具有稳定的骨折断端固定，防止了继发性内固定松动，允许患者早期进行功能锻炼，避免了钢板的应力遮挡作用，达到骨折早期愈合的效果。

2. 避免因穿针不当导致对关节面及血管神经的损伤。

3. 大结节的复位非常重要，移位 > 5mm 或大结节移位至关节面以上水平，会导致外展力量减弱及大结节与喙突的下表面形成撞击；如果大结节骨折块很小或粉碎，难以进行闭合复位及穿针，可以选用其他固定方法治疗。

4. 肱骨近端骨折外固定架固定后，要密切观察患肢血循环，如手指肿胀、青紫、苍白、麻木、发凉等情况。

康复要遵循骨折的康复原则，适时地、因人而异地制订并正确实施运动治疗计划才能获得满意的功能疗效。总的原则是在保证维持骨折复位的前提下，正确评价骨折处各方向上所能承受的负荷，及时调整康复治疗计划，遵循循序渐进的原则实施康复治疗。例如，早期可以行握拳、肩关节中立位屈伸肘关节等活动。2～6 周以肩水平以下活动为主。骨折临床愈合后，周围肌力进一步增强（肌力 4 级以上），此时可行站立位爬墙练习。

（徐立国 曹三利）

第二节　肱骨干骨折

肱骨干骨折（humeral shaft fractures）是指肱骨外科颈以下 2cm 至肱骨髁上 2cm 之间的骨折，约占全身骨折发生率的 3%。按照发生部位可分上 1/3、中 1/3、下 1/3 骨折，中部骨折最为常见，其次为下部，上部最少，中下部骨折易合并桡神经损伤，下 1/3 骨折易发生骨不连。

一、解剖及骨折分型

（一）解剖

肱骨干为外科颈以下 2cm 至肱骨髁上 2cm 之间的骨干部分。肱骨干中部外侧有一粗糙的隆起，称为三角肌粗隆。在肱骨干的后面有自内上斜向外下的浅沟，称为桡神经沟，有桡神经通过，故肱骨中部骨折可能伤及此神经（图 3-5）。

重要神经、血管的体表投影如下。①肱动脉、静脉：在腋窝顶与肱骨内、外髁中点的连线上。②正中神经：从喙肱肌内侧缘起，经内、外上髁连线中点稍内侧。③桡神经：自腋后皱襞下方，经肱骨外侧中、下 1/3 交界处，垂直向下至外上髁，即为桡神经的投影线。④尺神经：自喙肱肌内侧缘起，至内上髁后方。

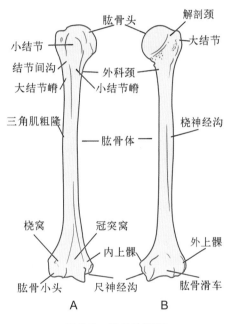

图 3-5　肱骨的解剖
A. 肱骨前面观；B. 肱骨后面观

（二）受伤机制及骨折分型

1. 受伤机制

（1）直接暴力：外伤暴力直接作用于肱骨干，是造成肱骨干骨折的最常见原因。例如，直接撞击或打击伤、机械挤压伤、坠落伤等。这类骨折常表现为开放骨折，并且骨折多为横行骨折或粉碎性骨折。

（2）间接暴力：外伤暴力经过力量的传导作用于肱骨干而发生骨折。例如，摔倒时肩部或肘部着地，运动员、士兵投掷训练时或掰手腕时猛烈的肌肉收缩等。骨折常为斜行或螺旋形。

2. 骨折分型　肱骨干骨折常采用 AO 分型（图 3-6）。

二、诊断

受伤后，上臂出现疼痛、肿胀、畸形、皮下瘀斑和上肢活动障碍。检查可发现反常活动，骨擦感、骨传导音减弱或消失。X 线片可确定骨折的类型、移位方向。要包括邻近的肩关节和肘关节。

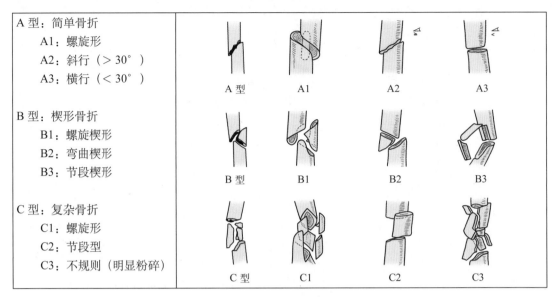

A 型：简单骨折
　　A1：螺旋形
　　A2：斜行（＞30°）
　　A3：横行（＜30°）

B 型：楔形骨折
　　B1：螺旋楔形
　　B2：弯曲楔形
　　B3：节段楔形

C 型：复杂骨折
　　C1：螺旋形
　　C2：节段型
　　C3：不规则（明显粉碎）

图 3-6　肱骨干骨折的 AO 分型

要注意检查患肢有无虎口区感觉减退或消失，垂腕、掌指关节伸直障碍、拇指伸展障碍等桡神经损伤表现，注意患肢远端血供情况以确定有无肱动脉损伤。

CT 及三维重建可更加直观地了解肱骨干骨折的详细情况，以利于术中复位固定。

三、外固定架适应证

1. 非手术治疗无法达到或者维持功能复位的。
2. 合并其他部位损伤，伤肢需早期活动的。
3. 伴有严重的软组织损伤的闭合性骨折。
4. 开放性骨折。
5. 多段性或粉碎性骨折。
6. 骨折延迟愈合、不愈合者。
7. 病理性骨折需临时固定的。
8. 在手术操作区域有感染创面的。
9. 明显骨质疏松的。
10. 火器伤致粉碎性骨折者。

四、外固定架禁忌证

1. 无法配合或配合度差的患者，如精神病、老年痴呆患者。
2. 合并心脑血管等疾病或体质衰弱，不能耐受麻醉的患者。

五、外固定架技术

患者取平卧位，患肢外展，采用臂丛神经阻滞麻醉或局部麻醉。若无大量出血，可不必使用止血带。患肢常规消毒与铺巾。先手法矫正骨折侧方移位，然后用外固定架结合手法推顶骨折块，使骨折块集中合拢，骨折断端对合良好，固定可靠。如患者骨折较复杂或手法复位困难，可行有限切开复位，减少反复手法复位带来的周围软组织损伤。

　　肱骨干骨折多用单边固定方式，穿针技术是指在肱骨近端，于三角肌粗隆上 4 ～ 5cm，距臂内侧 1.5 ～ 2cm 处，从前自后穿针，注意避开臂内侧血管神经束。在远端，于肱骨内外髁连线上 2 ～ 3cm，肱二头肌肌腱外缘，避免损伤外侧的桡神经和内侧血管神经束。必要时辅助小切口以利于骨折复位，X 线透视观察辅助复位良好后固定外固定架。过程中应注意固定针穿入正确并避免反复穿针，对于螺旋形、斜行、粉碎性骨折不必过分拘泥于闭合复位，可辅助小切口复位（图 3-7 和图 3-8）。

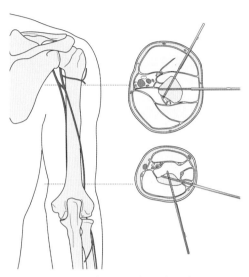

图 3-7　肱骨干骨折固定示意图

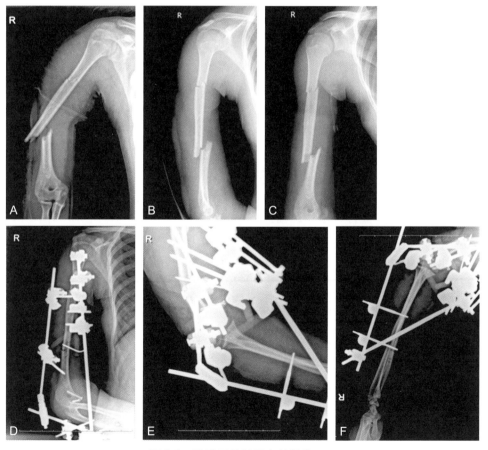

图 3-8　肱骨干骨折固定 X 线片

六、并发症

1. 医源性臂丛神经损伤、桡神经损伤、肱动、静脉损伤。
2. 针道感染。
3. 固定针松动断针。
4. 骨折延迟愈合、不愈合。
5. 拆除外固定架后再骨折等。

七、术后处理及康复

外固定架创伤小，对组织干扰少，固定相对稳定，可对骨折段施行弹性固定，手术时间短、失血少，有利于观察皮瓣移植患者的血供情况并方便换药，对已有神经损伤的患者避免了钢板对神经的刺激，可早期行功能锻炼，也可门诊拆除外固定架等。但需要注意以下情况。

1. 预防感染是关键。术前做好术区备皮，调整好血糖等；术中注意避免热损伤和血肿的局部形成；术后早期针孔周围用无菌敷料遮挡，以防污物流入，但不宜堵塞过紧，以防止分泌物引流不畅，导致感染，一般 3 ～ 4 天更换一次敷料，如有渗出应及时更换。后期应保持针孔处清洁、干燥，可用 75% 乙醇消毒，针孔处纤维痂不应去除。

2. 观察伤肢远端血液循环、感觉与活动，以了解有无并发血管与神经损伤。如术后立即出现神经或血管损伤，则应放弃外固定治疗或更换平面重新穿针固定。

3. 钢针与皮肤界面应无张力，否则应给予宽松切开，以免皮肤压迫坏死。

4. 尽早开始练习穿针部位上下关节的大幅度、低频率活动。

5. 定时检查外固定架的牢固性及功能状态，注意衔接固定件有无松动，外固定架连接处有无变形，保持其稳定牢靠，以免由于固定松动而导致骨折再移位，影响骨折愈合。

6. 定期复查 X 线片，当骨折线模糊或有骨痂时，则放松延长锁钮，消除外固定架固定而产生的应力遮挡作用，有利于骨痂的生长、塑形，以达到骨折早期愈合的目的。

7. 康复：在保证维持骨折复位的前提下，正确评价骨折处各方向上所能承受的负荷，及时调整运动治疗计划，遵循循序渐进的原则实施运动治疗。早期可以进行主动握伸拳、屈伸腕练习及主动耸肩练习。重复 4 ～ 8 次，每天数次。随着骨折的愈合，可以逐渐增加做肩主动屈、伸、内收、外展等锻炼，以及慢慢增加抗阻肌力练习等。

（徐立国　曹三利）

第三节　肱骨远端骨折

肱骨远端骨折是指肱骨远端 5cm 之内的骨折，占全身骨折的 2% ～ 6%，占肘部骨折的 30%，每年每 10 万人中约有 5.7 人发生肱骨远端骨折。其包括肱骨髁上、髁间及单纯的累及内、外髁的骨折。年轻人肱骨远端骨折多由高能量损伤所致，而老年人最常见的是由摔伤（约 60%）所致，且多伴有骨质疏松。此处解剖结构复杂，骨折粉碎、移位较多见，复位及固定要求高，使其成为最难处理的骨折之一。

一、解剖及骨折分型

（一）解剖

肱骨远端前后扁，末端有两个关节面，靠内侧的是肱骨滑车，靠外侧的是肱骨小头，滑车后面上方有一鹰嘴窝，伸肘时容纳尺骨鹰嘴。远端的内、外侧部各有一突起，分别称为内上髁和外上髁（图 3-9）。

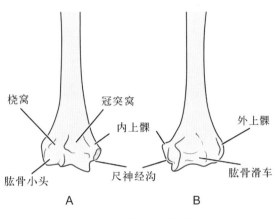

桡窝　　　冠突窝

内上髁　　　　　外上髁

肱骨小头　　尺神经沟　　肱骨滑车

A　　　　　　　B

图 3-9　肱骨远端解剖

A. 肱骨前面观；B. 肱骨后面观

肱骨远端由滑车与肱骨小头组成。滑车与尺骨鹰嘴组成肱尺关节，肱骨小头位于肱骨下端桡侧，为向前呈半圆球状光滑结构，桡骨小头凹形面与肱骨小头关节面相对应，三者组成一个既能轴向位伸屈，又能完成前臂旋转的复杂肘关节结构。这 3 个关节共同组成复合铰链样关节，因此肘关节活动范围较大，即使受到轻微损伤也可引起肘关节功能下降，骨折后漏诊或治疗不当易造成功能障碍。

肱骨远端有 30°～50°前倾角，相对于肱骨干纵轴有 6°～8°外翻倾斜，因此干骺端在冠状面和矢状面上均承受较大应力。肱骨远端坚实部分位于两侧，形成叉状双柱结构，形态极不规则。内上髁有屈肌总腱附着，外上髁有伸肌总腱附着，骨折时易于移位。

（二）骨折分型

目前国内外主要采用 AO 分型（图 3-10）：A 型骨折为关节外骨折；B 型骨折为部分关节内骨折；C 型骨折为完全关节内骨折，即髁间骨折。

二、诊断

受伤后肘部出现疼痛、肿胀、皮下瘀斑。检查局部明显压痛，有骨擦音及反常活动，有时可以扪及骨折断端。在诊断中，应注意有无神经血管损伤，应特别注意观察前臂肿胀程度，腕部有无桡动脉搏动，手的感觉及运动功能等。拍摄肘部正、侧位 X 线片，CT 三维重建在肱骨远端骨折分类和治疗决策制订中有明显的优势，尤其针对合并冠状突骨折的患者。

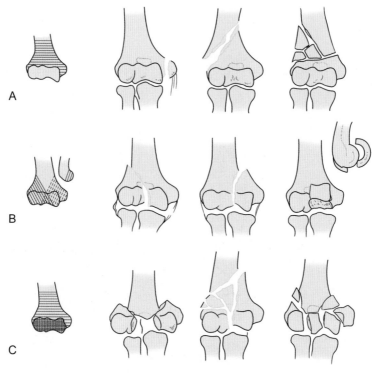

图 3-10 AO 分型

三、外固定架适应证

1. 开放的肱骨远端骨折，尤其是伴有大的软组织缺损或感染。
2. 对于肱骨远端严重粉碎性骨折，切开复位内固定的预后很差者。
3. 患者已有神经损伤，周围肌肉已无功能。
4. 病理性骨折需临时固定，或不能较长时间石膏或夹板外固定者。
5. 肘关节不稳定，做相关韧带修复重建后使用外固定架维持稳定者。

四、外固定架禁忌证

1. 无法配合或配合度差的患者，如精神病、老年痴呆患者。
2. 合并心脑血管等疾病或体质衰弱，不能耐受麻醉的患者。
3. 关节内骨折，需要将关节面解剖复位者。

五、外固定架技术

用于肱骨远端骨折的外固定架分为跨关节外固定架和非跨关节外固定架。跨关节外固定架又分为活动的跨关节外固定架和固定的跨关节外固定架（图 3-11～图 3-13）。肱骨远端骨折病例应用跨肘关节外固定架固定时，远端穿针一般位于尺骨。

患者取平卧位，患肢外展，若无大量出血，可不必使用止血带。采用臂丛神经阻滞麻醉或局部麻醉。患肢常规消毒与铺巾。骨折复位要力求达到关节面平整。先手法矫正骨折侧方移位，然后用外固定架结合手法推顶骨折块，使骨折块集中合拢和加压固定，同时适度屈伸肘关节，使骨折断端对合良好、固定稳定。如患者骨折较复杂或手法复位困难，可行有限切开复位，减少反复手法复位带来的周围软组织损伤。

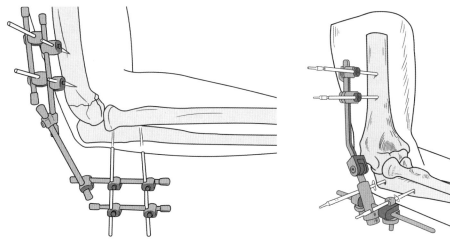

图 3-11　固定的跨关节外固定架构型

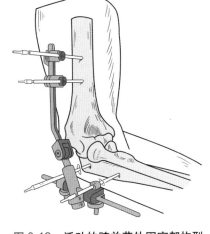

图 3-12　活动的跨关节外固定架构型

　　肱骨外侧入针点最常用，相对容易放置，也通常最先放置。固定针常选择半针，其放置不要影响任何主要的肌腱、神经、血管，且必须穿透双侧骨皮质，以获取最大的把持力。安放肱骨远端固定针时应非常小心，因为桡神经在附近穿过。一些外科医师建议在侧面做一个小切口，以确保固定针不会损伤桡神经。肱骨远端外侧入针点的绝对安全区是从桡神经穿出外侧肌间隔至外上髁连线尾端的 70% 区域，相当于患者的肱骨髁间轴线长度。如果从肱骨内侧进针，则应做一切口保护尺神经。

　　肱骨远端的穿针要求较高，特别是使用活动的跨关节外固定架时要求外固定架的旋转轴与肘关节的活动轴一致（图 3-14）。肘关节的旋转中心位于肱骨小头的中心，刚好位于内上髁的远端和前端。肱骨远端穿针技巧是标准的肱骨侧位像显示肱骨滑车与肱骨小头呈同心圆排列，于圆心处穿针，进针由外侧穿入，尽可能不穿透内侧皮质。必须穿透内侧皮质，使用全针固定时应确保尺神经无受损（图 3-15 和图 3-16）。

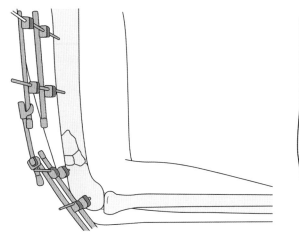

图 3-13　非跨关节外固定架构型

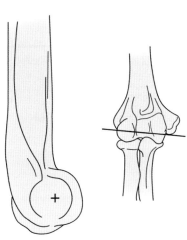

图 3-14　旋转轴保持一致

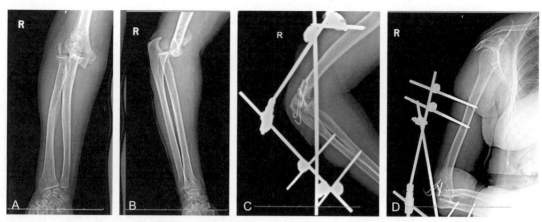

图 3-15　患者，女，64 岁。右侧肱骨外侧髁骨折伴肘关节脱位、尺神经损伤、右肩关节脱位，给予臂丛麻醉下行右肱骨外髁骨折切开复位螺钉内固定 + 肘关节脱位切开复位 + 肘桡侧副韧带重建 + 尺神经探查 + 外固定架固定术

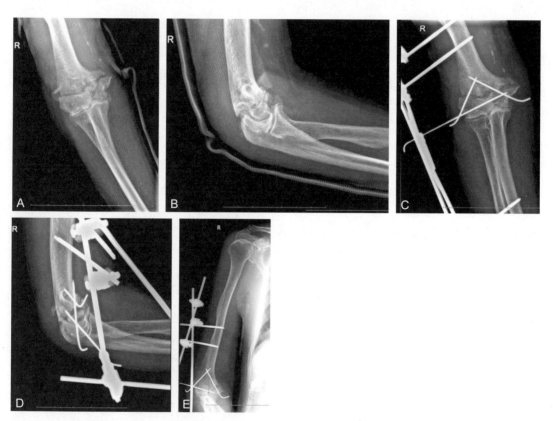

图 3-16　患者，男，74 岁。右肱骨髁间骨折，行右肱骨髁间骨折闭合复位克氏针内固定 + 外固定架固定术

六、并发症

常见的并发症有针道感染，尺神经、桡神经损伤，肱动脉损伤，其他神经、血管损

伤，穿针松动，肘关节僵硬，创伤后关节炎，骨折畸形愈合、不愈合。

七、术后处理及康复

1. 预防感染。术前做好术区备皮，调整好血糖等；术中注意避免热损伤和血肿的局部形成；术后早期针孔周围用无菌敷料遮挡，以防污物流入，但不宜堵塞过紧，以防止分泌物引流不畅，导致感染，一般 3～4 天更换敷料一次，如有渗出应及时更换。后期应保持针孔处清洁、干燥，可用酒精消毒，针孔处纤维痂不应去除。

2. 观察伤肢远端血液循环、感觉与活动度，以了解有无并发血管与神经损伤。如术后立即出现神经或血管伤，则应放弃外固定治疗或更换平面重新穿针固定。

3. 钢针与皮肤界面应无张力，否则应给予切开减张，以免皮肤受压坏死。

4. 尽早开始练习穿针部位上下关节的大幅度、低频率活动。

5. 定时检查外固定架的牢固性及功能状态，注意衔接固件有无松动、外固定架连接处有无变形，保持其稳定牢靠，以免由于固定松动而导致骨折再移位，影响骨折愈合。

6. 定期复查 X 线片，当骨折线模糊或有骨痂时，则放松延长锁钮，消除外固定架固定而产生的应力遮挡作用，有利于骨痂的生长、塑形，以达到骨折早期愈合的目的。

7. 康复治疗：在保证维持骨折复位的前提下，正确评价骨折处各方向上所能承受的负荷，及时调整运动治疗计划，遵循循序渐进的原则实施运动治疗。

（杨自兵　曹三利　夏　睿）

第四节　尺桡骨近端骨折

尺桡骨近端是构成肘关节的重要组成部分，包括尺骨鹰嘴、冠状突、桡骨小头等常见部位。尺桡骨近端骨折是一种较为常见的骨折类型，占所有尺桡骨骨折的 13%，占全身骨折的 1.75%。

由于其为构成肘关节的重要部分，临床上对其治疗也相当严格。其中有很多病例比较复杂，如肘关节"恐怖三联征"，是指肘关节后脱位同时伴有尺骨冠状突骨折和桡骨头骨折，属于肘关节骨折脱位中的复杂类型，治疗困难。

一、解剖及骨折分型

（一）解剖

肘关节主要作为屈戌关节，是由肱尺关节、肱桡关节、上尺桡关节构成的复合关节。肘关节稳定结构包括骨性结构和软组织结构两种，其中肱尺关节的骨性吻合对于肘关节稳定性最为重要。冠状突是一个重要的稳定结构，作为骨性的阻挡，可防止尺骨向后的轴向移位。尺骨鹰嘴和冠状突组成大乙状切迹，与肱骨滑车相关节。小乙状切迹位于尺骨近端的外侧面，与桡骨头相关节，构成近侧尺桡关节。内外侧副韧带是对抗肘关节内外翻应力的主要软组织结构（图 3-17）。

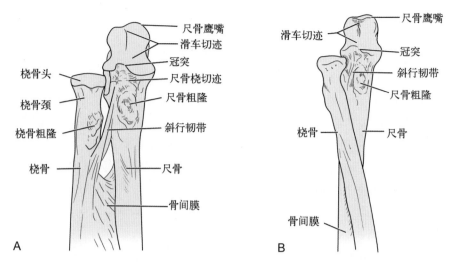

图 3-17　尺桡骨的解剖

（二）骨折分型

尺骨鹰嘴骨折的分型以 Colton 分型常用。Colton 分型是根据骨折是否移位和骨折特点将鹰嘴骨折分为 2 型。Ⅰ型骨折为无移位骨折，即分离 < 2mm，肘关节屈曲 90º 时移位无增加，患者可以克服重力伸展肘关节。Ⅱ型骨折为移位骨折，细分为以下 4 型：ⅡA 型为撕脱性骨折，ⅡB 型为斜行和横行骨折，ⅡC 型为粉碎性骨折，ⅡD 型为骨折脱位。

尺骨冠状突骨折按 Regan-Morrey 法分型：Ⅰ型为冠状突尖骨折，Ⅱ型为骨折块高度 < 50% 冠状突高度，Ⅲ型为骨折块高度 ≥ 50% 冠状突高度。

桡骨头骨折常采用 Mason 分型：Ⅰ型为无移位骨折或边缘骨折；Ⅱ型为有移位的部分骨折；Ⅲ型为粉碎性移位骨折，涉及整个桡骨头。

二、诊断

通常 X 线与 CT 检查便可明确诊断，但尺桡骨近端粉碎性骨折属于复杂的创伤，其骨折线通常纵横交错，且存在许多骨折碎块，多层螺旋 CT 三维重建成像可以准确地提供骨折的空间信息，更清晰地显示复杂的骨折线及骨块在多维方向上的移位情况，能对近端粉碎性骨折进行更准确的评价，有助于术前手术方案的设计。

三、外固定架适应证

1. 开放的尺桡骨近端骨折，尤其是伴有大的软组织缺损或感染。

2. 对于尺桡骨近端严重粉碎性骨折，尤其是合并骨缺损或骨折粉碎需维持肢体长度，切开复位内固定的预后预计很差。

3. 患者已有神经损伤，周围肌肉已无功能。

4. 病理性骨折需临时固定，感染性不愈合，或不能较长时间用石膏或夹板外固定的。

四、外固定架禁忌证

1. 无法配合或配合度差的患者，如精神病、阿尔茨海默病患者。
2. 合并心脑血管等疾病或体质衰弱，不能耐受麻醉的患者。

五、外固定架技术

对合并软组织缺损、骨缺损和严重粉碎的开放性近端尺桡骨骨折，通常会用到外固定架，尤其是跨关节的外固定架。肘关节损伤三联征的治疗采用有限内固定结合铰链式外固定架治疗，既保持肘关节的稳定性，又能早期活动以恢复肘关节屈伸及前臂的旋转功能，最大限度地恢复肘关节的活动度。

肘关节外固定架包括两个夹钳、两个滑动臂及一个中央的连接机构。急性损伤中，肘关节外固定架要将肱骨端连接杆安装在尺骨端的外方。

患者取平卧位，患肢外展，可以在臂丛神经阻滞或局部麻醉下进行，肘关节屈曲。患肢常规消毒与铺巾。放置肘关节外固定架的关键在于确定正确的肱尺关节旋转轴心。可以通过 C 形臂透视拍摄肘关节的标准侧位像，侧位像上肱骨滑车的桡侧部分和尺侧部分互相重叠形成同心圆，打入克氏针定位旋转轴心。

肱骨近端固定针应紧邻三角肌止点以远。此处肱骨位于三头肌和肱肌之间的部分，桡神经位于入针点的后方。入针点过近会影响肩关节的功能，过远有损伤桡神经可能。做一个小切口，将部分肱肌纤维推向后方以保护桡神经，在钳夹的最近端针孔处置入第 1 枚肱骨固定针。

尺骨的背侧较为平坦，在前臂旋前时比较容易触及。理想的入针点位于尺骨中段的近端部分。固定针穿双皮质固定，在横断面上尽量从髓腔中心穿过，以避免降低骨强度及医源性骨折。尺骨的穿针可使用全针，也可使用半针。尺骨全程均可穿针，靠近肘关节时应避免损伤尺神经，钢针应穿过尺骨皮下缘。为防止术后肿胀压迫软组织，外固定架要远离皮肤 1.5 ～ 2cm。

桡骨的穿针应避免使用全针。桡骨近端 1/3 应避免穿针，若必须穿针则应确保避开骨间背神经，中远段穿针应在桡骨背侧穿针，且尺骨穿针时前臂应处于中立位，桡骨穿针时前臂应处于旋前位（图 3-18 ～图 3-20）。

六、并发症

常见的并发症有针道感染，尺神经、桡神经损伤，桡动脉损伤，其他神经血管损伤，穿针松动，肘关节僵硬，创伤后关节炎，骨折畸形愈合、不愈合。

七、术后处理及康复

1. 预防感染。术前做好术区备皮，调整好血糖等；术中注意避免热损伤和血肿的局部形成；术后早期针孔周围用无菌敷料遮挡，以防污物流入，但不宜堵塞过紧，以防分泌物引流不畅导致感染，一般 3 ～ 4 天更换一次敷料，如有渗出则应及时更换。后期应保持针孔处清洁、干燥，可用 75% 乙醇消毒，针孔处纤维痂不应去除。

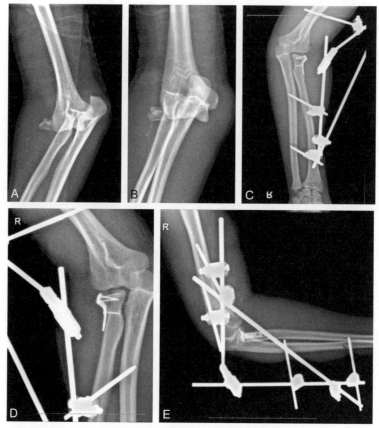

图 3-18　患者，男，39 岁。高处摔伤致肘关节后脱位、桡骨头骨折，行右桡骨小头骨折切开复位克氏针钛板螺钉内固定术 + 右肘关节脱位外固定架安置术

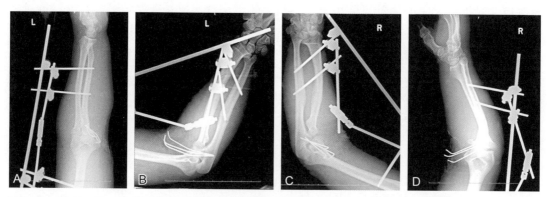

图 3-19　患者，男，33 岁。高处跌落致双侧尺骨冠突骨折、右桡骨小头骨折、软组织损伤，行双侧尺骨冠突骨折切开复位克氏针内固定、右桡骨小头部分切除、双侧肘关节外固定架安置术

　　2. 观察伤肢远端血液循环、感觉与活动度，以了解有无并发血管与神经损伤。如术后立即出现神经或血管损伤，则应放弃外固定治疗或更换平面重新穿针固定。

　　3. 钢针与皮肤界面应无张力，否则应给予宽松切开，以免皮肤压迫坏死。

　　4. 尽早开始练习穿针部位上下关节的大幅度、低频率活动。

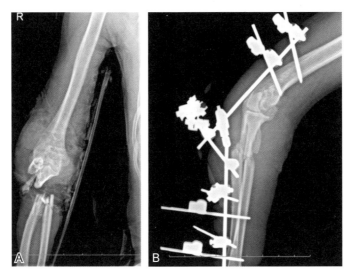

图 3-20　患者，男，60 岁。车祸伤右前臂开放性损伤伴右尺桡骨近端双骨折、前臂不全离断，急诊行右前臂不全离断伤清创探查缝合术 + 尺动脉、桡动脉吻合术 + 前臂神经探查尺神经吻合术 + 前臂肌肉肌腱缝合术 + 尺桡骨骨折外固定架安置术

5. 定时检查外固定架的牢固性及功能状态，注意衔接固件有无松动、外固定架连接处有无变形，保持其稳定牢靠，以免由于固定松动而导致骨折再移位，影响骨折愈合。

6. 定期复查 X 线片，当骨折线模糊或有骨痂时，则放松延长锁钮，消除外固定架固定而产生的应力遮挡作用，有利于骨痂的生长、塑形，以达到骨折早期愈合的目的。

（杨自兵　曹三利）

第五节　尺桡骨干双骨折

尺桡骨干双骨折属于前臂常见的骨折之一，发生率约占全身骨折的 6%，常见于青少年。

一、解剖及骨折分型

（一）解剖

前臂骨由尺骨及桡骨组成。尺桡骨并联构成为前臂的骨架，尺骨上粗下细，桡骨上细下粗，有向外成约 9.3° 的生理弧度，两骨均有向背侧约 6.4° 的生理弧度。其间通过骨间膜、上尺桡关节、下尺桡关节连接，是前臂旋转功能的重要解剖基础，其中尺骨是中心轴，桡骨是旋转轴，而骨折会极大地影响前臂的旋转功能。

尺骨近端的鹰嘴窝与肱骨滑车构成肱尺关节。桡骨小头与肱骨小头构成肱桡关节。尺桡骨近端、远端分别相互构成上尺桡关节、下尺桡关节。前臂处于中立位时，骨间膜最紧张，处于旋转位时较松弛。骨间膜的纤维方向呈由尺侧下方斜向桡侧上方，当单一尺骨或桡骨骨折时，暴力可由骨间膜传导至另一骨干，引起不同平面的双骨折或发生一侧骨干骨折，而另一骨的上端或下端脱位。尺、桡骨干有多块肌肉附着，起、止部位分布分散。当骨折时，由于肌肉的牵拉，常导致复杂的移位，使复位十分困难（图 3-21）。

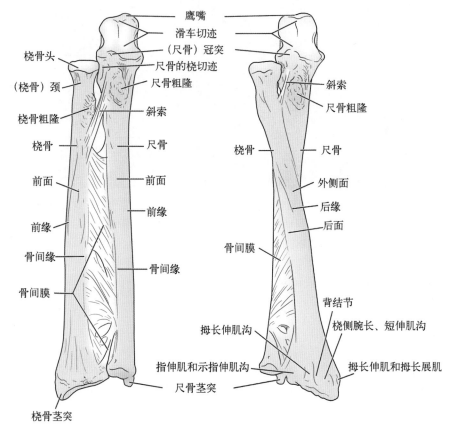

图 3-21　尺骨、桡骨解剖

受伤机制不同，表现不同，具体如下（图 3-22）。

1. **直接暴力**　多见打击或机器伤害。骨折为横行骨折或粉碎性骨折，骨折线在同一平面。

2. **间接暴力**　跌倒手掌触地暴力向上传达桡骨中或上 1/3 骨折，残余暴力通过骨间膜转移到尺骨造成尺骨骨折，所以骨折线位置低于桡骨，为横行或锯齿状，尺骨为短斜行骨折移位。

3. **扭转暴力**　受外力同时，前臂又受扭转外力造成骨折。跌倒时身体同一侧倾斜，前臂过度旋前或旋后发生双骨螺旋形骨折，多数由尺骨内上斜向桡骨外下，骨折线方向一致，尺骨骨折线在上，桡骨骨折线在下。

（二）骨折分型

根据 AO 分型分为 A、B、C 3 种类型，A 型为简单骨折，B 型为楔形骨折，C 型为复杂骨折。

另有两种特殊类型，具体如下。

1. Monteggia *骨折*　尺骨近 1/3 骨折合并上尺桡关节脱位。

采用 Bado 分型：①Ⅰ型，尺骨骨折，骨折部位向前成角，合并桡骨头前脱位。②Ⅱ型，尺骨骨折，骨折部位向后成角，合并桡骨头后脱位。③Ⅲ型，尺骨干骺端骨折，合并桡骨头向侧方或侧前方移位。④Ⅳ型，尺、桡骨近段 1/3，在同一水平的骨折，合并桡骨头前脱位。

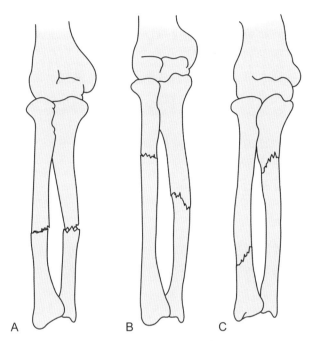

图 3-22　尺桡骨干双骨折的类型
A. 直接暴力；B. 间接暴力；C. 扭转暴力

2. Galeazzi *骨折*　桡骨干骨折合并下尺桡关节脱位。

根据骨折线距离桡骨远端关节面的距离分为两型：①Ⅰ型，骨折位于桡骨远段 1/3，骨折线距离桡骨远端关节面 7.5cm 以内；②Ⅱ型，骨折位于桡骨中段 1/3，骨折线距离桡骨远端关节面 7.5cm 以上。

二、诊断

受伤后，前臂出现疼痛、肿胀、畸形及功能障碍。检查可发现骨摩擦音及假关节活动。骨传导音减弱或消失。X 线检查应包括肘关节或腕关节，可发现骨折的准确部位、骨折类型及移位方向，以及是否合并有桡骨头脱位或尺骨小头脱位。

三、外固定架适应证

尺桡骨干双骨折治疗目的：恢复前臂的旋转功能，除了要求骨折部位愈合良好外，还必须维持骨的长度，恢复轴线。由于骨间膜牵拉，前臂旋转肌紧张、重力影响等因素，常使整复满意的骨折再次移位。在经过手法整复骨折无法维持或骨折断端整复困难时，均应该考虑手术治疗。尺桡骨外固定架适应证因技术熟练程度、设备条件、患者对治疗方法的观念等因素影响而有很大差别。因此，在临床实践中要因地制宜，灵活掌握。

1. 前臂开放性骨折：特别是有广泛软组织伤、伤口污染严重及难以彻底清创的开放性骨折。

2. 感染性骨折：远离病灶处穿针固定，提供稳定固定以利于创口换药。

3. 多发伤骨折：外固定架能为骨折伤肢迅速提供保护，既防止因延期骨折治疗造成的并发症，又便于合并伤的处理。

4. 某些闭合性骨折：因骨折粉碎严重难以用其他方法稳定骨折端的骨干骨折；近关节端粉碎性骨折，某些关节骨折与脱位。

5. 需多次搬动（输送）和分期处理的战伤及某种批量伤员的骨折。

6. 烧伤合并骨折，用外固定架固定骨折，不仅便于创伤面处理，将伤肢架空，还可防止植皮区受压。

7. 断肢再植术及骨折伴有血管、神经损伤需修复或重建。

8. 因各种原因不能手术治疗的不稳定骨折。

9. 作为非坚强内固定的补充。

四、外固定架禁忌证

1. 无法配合或配合度差的患者，如精神疾病、阿尔茨海默病患者。

2. 合并心脑血管疾病或体质衰弱，不能耐受麻醉的患者。

五、外固定架技术

尺桡骨骨折常用臂丛神经阻滞，可酌情选用全身麻醉或局部麻醉。尺桡骨骨折的外固定架常选择单边固定。前臂外固定架安放位置：桡骨安放在桡背侧；尺骨安放在尺骨背侧。桡骨上的进针点要在肌间隙，在近段注意避免误伤桡神经深支，在远段要注意避免误伤桡神经皮支。对尺骨和桡骨分别固定，为减少影响前臂旋转功能，钢针尖端穿出对侧皮质不要多。固定时间应尽可能短，一般不应超过 4 周。

外固定架的具体操作顺序是复位、穿针与固定的交替。即先将骨折初步复位（纠正旋转、重叠畸形），后穿骨折线远处的钢针并初步固定，然后再使骨折进一步复位并穿近骨折线处的钢针，最后将骨折复位满意后再进行整体固定。在某些特殊情况下也可直接穿针固定，待情况允许时再行复位，调整后重新固定。

1. 骨折复位　是骨折治疗的关键环节，骨折复位是否满意直接影响骨折愈合的质量。骨折复位可根据具体情况采用闭合复位或直视下复位，也可凭体表标志复位后再根据 X 线进行调整。具体复位方法如下。

（1）闭合复位方法：先使骨折大致复位后按顺序操作，可利用近骨折线处的钢针，应用提、扳等方法协助骨折进一步复位，直至满意后再固定。也可以借助体表或骨性标志大致复位固定后，根据 X 线透视对小的移位或成角做适当的调整。前臂骨折对骨折复位的要求，原则上是解剖复位，但严重粉碎性骨折，常不易恢复原来的解剖学形态，此时应使骨折块之间有较好的接触，并保持良好的力线要求。

（2）直视下复位：对于骨折端已外露的开放性骨折，彻底清创后可在直视下复位。

闭合性骨折手法复位失败时，也可做 3 ～ 5cm 小切口后在直视下复位、穿针、固定。

2. 穿针　是骨外固定的主要操作技术，穿针技术的好坏不仅影响骨折固定的牢稳性，而且关系到合并症发生率的高低。因此，穿针时应严格执行以下操作技术。

（1）避免副损伤：避免刺伤主要血管与神经。

（2）严格无菌操作技术：穿针须在感染病灶区外 2 ～ 3cm。

（3）严格无创技术：穿半针和粗直径全针时，钢针的进、出口用尖刀做 0.5 ～ 1cm 的皮肤切口；穿半针时用止血钳将肌肉分离后放置套管再钻孔。钻孔或直接穿针时不要用高速动力钻，穿好钢针后，应活动关节检查钢针处皮肤有无张力，有张力时应切开减张并缝合。

（4）正确选择穿针位置和角度：钢针尽可能少或不穿越肌肉，或者选在肌间隙穿针。单平面穿针时，一骨折段上钢针之间的距离不少于 6cm。多平面穿针时，一骨折段上钢针之间的距离也尽可能大些。钢针与骨折线或关节面的距离不少于 2cm。多平面穿针时钢针的交叉角度：全针为 25°～ 80°，半针与全针为 60°～ 80°。

3. 安装与固定　多数情况下骨折复位、穿针、固定是交替进行的，当穿完预定钢针后按要求完成固定。对稳定骨折实施加压固定，但加压的力量不宜过大，否则会发生成角畸形。对粉碎性骨折施行中和位固定。骨缺损时用牵伸位固定。

4. 整体固定时需要注意的问题

（1）检验固定的牢稳性：方法是手法活动关节、纵向牵拉或侧向推挤骨折端，牢稳的固定骨折端应无活动或仅有微量弹性活动。稳定性不足时可酌情采取相应措施增加总体刚度。

（2）外固定架至皮肤的距离：前臂尺桡骨为 2 ～ 3cm，为防止皮肤受压和便于创面处理，肿胀严重或创面较大时，早期可留大些，待肿胀消退、创面修复后再将距离缩小。

（3）伴有严重软组织损伤时，可加配某些部件使患肢悬吊或架空，以利于肢体消肿及防止压伤。

（4）钢针尾端露出钢针固定夹 1cm 左右即可，过长的针尾应剪除。针尾用塑料帽套封或胶布包缠，以免刺伤皮肤或划破皮肤。

六、术后处理及康复

1. 定期检查外固定架的牢固性及功能状态，注意固定夹有无松动、支架连接处有无变形，保持其稳定牢靠，以免由于固定松动而导致骨折再移位，影响骨折愈合。

2. 早期针孔周围用无菌敷料覆盖，以防污物流入，但不宜堵塞过紧，以防止分泌物引流不畅导致感染。一般 3 ～ 4 天更换敷料一次，如有渗出应及时更换。后期应保持针孔处清洁、干燥，可用 75% 乙醇消毒，针孔处纤维痂不应去除。

3. 定期复查 X 线，直至 X 线显示骨折达到临床愈合标准即可拆除外固定架。

4. 康复治疗。在保证维持骨折复位的前提下，正确评价骨折处各方向上所能承受的负荷，及时调整运动治疗计划，按照循序渐进的原则实施康复治疗。骨折早期，患肢肌肉等长收缩，可以行前臂及上臂肌肉的等长收缩练习、握拳练习，但应绝对避免前臂旋转运动。骨折开始愈合（约为 2 周）后可增加肩关节活动。主动屈肘运动的动力主要来源于肱二头肌，肱二头肌在强力屈曲时还有后旋前臂的作用，因此骨折早期应注意避免。4 周后 X 线片显示骨折处有骨痂生长时，可做主动屈肘练习和前臂旋转活动，也可做推墙练习。旋转练习与推墙练习均应循序渐进，逐步增量。推墙练习应在有保护情况下进行，以免意外发生。一般 8～12 周后骨折处可达到临床愈合。实际应定期进行 X 线检查，动态评价运动治疗安全性（图 3-23 和图 3-24）。

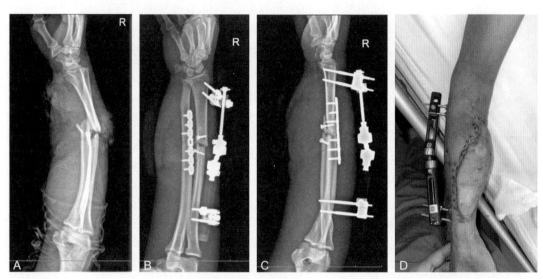

图 3-23　患者，男，42 岁。机器绞伤致右上肢开放性损伤、右侧尺桡骨骨折、皮肤缺损和多处肌肉、肌腱损伤，急诊臂丛麻醉下行桡骨干骨折切开复位外固定术 + 尺骨干骨折切开复位内固定术 +VSD 负压吸引 + 右侧前臂静脉修复术（头静脉）+Z 字成形术 + 指腕屈伸肌腱缝合术（示指屈肌腱、肱桡肌、桡侧腕伸肌）） + 正中神经、桡神经、尺神经探查术 + 桡动脉、尺动脉探查术 + 右前臂开放性损伤清创缝合术，分期皮瓣移植术 + 肌腱松解术 + 前臂头静脉吻合术

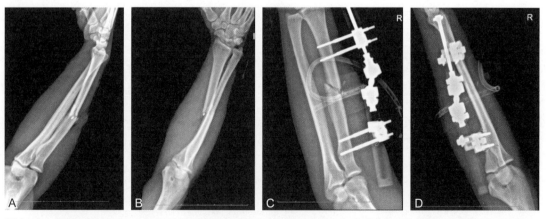

图 3-24　患者，男，44 岁。电锯锯片切割伤，右手开放性损伤伴右拇指不全离断，右侧第一掌骨开放性骨折，右侧桡骨开放性骨折，右前臂异物存留，给予清创、血管神经肌腱吻合，桡骨干骨折复位外固定架安置，以及掌骨骨折外固定架安置术，前臂 VSD 负压吸引术

（严华韬　曹三利）

第六节　桡骨远端骨折

桡骨远端骨折是指距离桡骨远端关节面 3cm 以内的骨折，是临床上最常见的骨折之一。发生率占所有骨折的 6.7% ～ 11%，好发于中、老年人，女性多于男性。

一、解剖及骨折分型

（一）解剖

桡骨远端骨折的解剖特点：骨松质和骨密质的交界处为骨折的好发区，也是骨质的薄弱地带。远端关节面向掌侧倾斜 10°～ 15°，向尺侧倾斜 20°～ 25°。桡骨茎突较尺骨茎突低 1 ～ 1.5cm（图 3-25）。

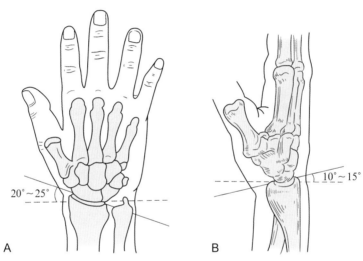

图 3-25　桡骨远端关节面的尺偏角和掌倾角

A. 尺偏角；B. 掌倾角

（二）骨折分型

根据受伤机制的不同，桡骨远端骨折可发生伸直型骨折（Colles 骨折）、屈曲型骨折（Smith 骨折）、关节面骨折伴腕关节脱位（Barton 骨折）。

1. Colles 骨折多为手掌着地、腕关节处于背伸位、前臂旋前时受伤。临床表现为伤后局部疼痛、肿胀，可出现典型"银叉"畸形、"枪刺样"畸形。检查局部压痛明显，腕关节活动障碍。X 线片可见骨折远端向桡侧、背侧移位，近端向掌侧移位。

2. Smith 骨折常因跌倒时，腕关节屈曲、手背着地受伤引起。临床表现为受伤后，腕部下垂，局部肿胀，腕背侧皮下有瘀斑，腕部活动受限。检查局部有明显压痛。X 线检查可发现骨折近端向背侧移位，骨折远端向掌侧、桡侧移位。可合并下尺桡关节损伤、尺骨茎突骨折和三角纤维软骨损伤。

3. Barton 骨折是桡骨远端关节面骨折伴腕关节脱位，是桡骨远端骨折的一种特殊类型。在腕背伸、前臂旋前位跌倒，手掌着地，暴力通过腕骨传导，撞击桡骨关节背侧发生骨折，腕关节也随之而向背侧移位。临床表现为与 Colles 骨折相似的"银叉"畸形及相应的体征。X 线可发现典型的移位。当跌倒时，腕关节屈曲、手背着地受伤，可发生与上述相反的桡骨远端掌侧关节面骨折及腕骨向掌侧移位。这类骨折较少见。

二、诊断

根据受伤后出现的骨折的特有表现，即可做出临床诊断。X 线正侧位片可明确骨折的准确部位、类型和移位情况。

三、外固定架适应证

对闭合复位后的桡骨远端短缩超过 3mm，背侧成角 > 10°，术中关节面移位或者台阶改变超过 2mm 的患者需行手术治疗。外固定架适应证较为相对，具体如下。

1. 严重粉碎性骨折移位明显，桡骨远端关节面破坏。

2. 手法复位失败，或复位成功，外固定不能维持复位。

四、外固定架技术

目前临床上常用的外固定架有 Hoffmann、Orthofix 等，分为跨关节和关节周围两种应用方式。关节周围外固定架远侧的穿针部位选择在桡骨远端骨段，近侧选择在桡骨骨干至少距骨折线 3～4cm 处，应注意的是，远端骨块应具有允许固定针穿入的相称尺寸，其侧位 X 线片显示背侧及掌侧皮质应完整无损达 10mm。跨关节外固定架远侧的固定针安装在第 2 掌骨，近侧固定针应安置在桡骨骨干，穿针完毕后，应在牵引下对骨折端进行手法整复，矫正重叠、侧方移位及旋转移位。具体术式的选择应根据骨折类型而定：① 对于关节外骨折和一些累及桡尺关节的骨折，可采用关节周围方式的外固定架；② 对于伴有桡腕关节损伤的关节内骨折和一些桡尺关节损伤的关节内骨折，需应用跨关节外固定架。

1. 跨关节的外固定架固定桡骨远端骨折

(1) 掌骨钢针的置入：第 1 枚钢针位于第 2 掌骨基底部，在示指伸肌腱和第 1 骨间背侧肌之间做一皮肤切口，用血管钳轻轻分开软组织，套筒保护软组织，打入第 1 枚钢针。钢针的方向与手掌平面成 45°，也可以与掌平面平行。通过导向器选取第 2 枚钢针的位置。在第 2 掌骨打入第 2 枚钢针。掌骨固定针的直径不要超过 3mm，固定针位置位于近端 1/3 处，对于骨质疏松的患者，最近端的钢针可以穿 3 层皮质（第 2 掌骨及第 3 掌骨半侧皮质），这样钢针固定力臂长、固定扭矩大，增加固定针的稳定性。

(2) 桡骨钢针的置入：在桡骨外侧缘，肱桡肌和桡侧腕伸肌间，骨折线近端 3cm 以上，约腕关节近端 10cm 的位置做皮肤切口，用血管钳钝性分离皮下组织直至骨面。注意保护在此区域内走行的桡神经浅支。与掌骨钢针在同一平面，用套筒保护软组织，在导向器引导下置入 2 枚钢针。

其中注意：手法牵引复位时在 C 形臂透视下检查骨折的复位情况。跨腕关节的外固定难以完全恢复掌倾角，可以结合克氏针辅助复位、固定。对于桡骨茎突骨折的患者，可以结合桡骨茎突克氏针固定。维持复位的情况下，连接外固定架，将外固定架旋转中心同腕关节旋转中心置于同一轴线上。正侧位透视，检查桡骨长度、掌倾角和尺偏角是否恢复，调整固定角度直至骨折复位满意。检查患者手指在无明显张力的情况下做完全的屈曲、伸展动作。检查针道处皮肤是否过紧，如果过紧，为避免感染，可以适当切开。鼓励患者早期活动手指，特别是手指掌指关节屈伸、拇指屈伸和外展活动。

2. 不跨关节的外固定架固定桡骨远端骨折　桡骨远端背侧置入钢针的安全区域：Lister 结节两侧、拇长伸肌腱两侧、指总伸肌腱和小指伸肌腱之间。钢针应把持对侧皮质，注意桡侧置入的钢针尖端不能穿过乙状切迹而进入下尺桡关节。用上述同样的方法在桡骨干置入 2 枚钢针，并用连杆将其连接。通过安全区，在桡骨远端骨折块中置入 2 枚钢针，一枚从桡侧置入，另一枚从背侧置入，二者互成 60°～ 90°。用弧形连杆连接桡骨远端的钢针。应用中间连杆将两部分骨折相连，注意暂不锁紧卡头。借助中间连杆，复位远端骨折块。复位后锁紧连杆上的卡头，完成最终固定（图 3-26 和图 3-27）。

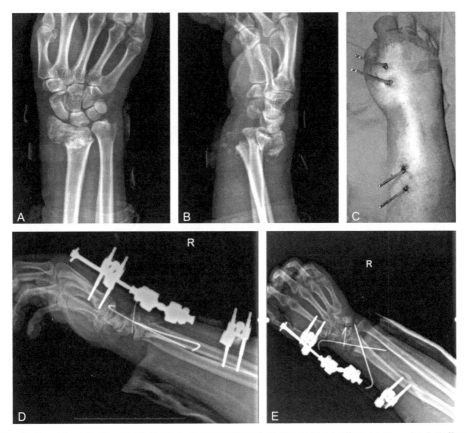

图 3-26　患者，男，56 岁。坠落伤致右桡骨远端开放性骨折伴尺骨茎突骨折、右肘关节后脱位，急诊臂丛麻醉下行右腕清创桡骨远端骨折切开复位克氏针外固定架固定、右肘关节手法整复石膏外固定

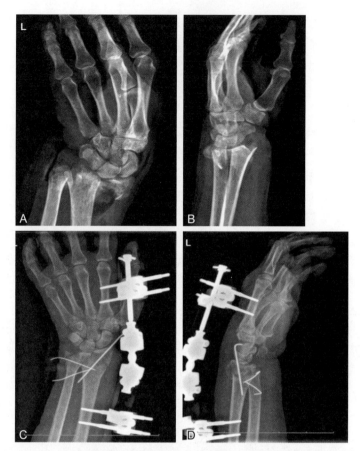

图 3-27　患者，女，64 岁。摔倒致左桡骨远端粉碎性骨折、尺骨远端开放性骨折，臂丛麻醉下行左尺桡骨远端开放性骨折清创缝合，闭合复位克氏针、外固定架固定术

五、并发症

1. **进针部位骨折**　若进针点不是在掌骨或桡骨的中心，偏移一侧，偏移侧的骨质少，在术中或术后易发生骨折。因此，穿针时应尽量于透视下骨皮质的中心进针固定。

2. **骨折复位丢失、再移位**　及时摄片检查，如有骨折端的移位，需要在透视下及时调整，重新固定。

3. **针道感染**　是外固定架最常见的并发症，需要早期及时进行有效局部治疗，否则可导致骨髓炎的发生，必要时要早期清除，同时给予抗生素治疗。

4. **神经损伤**　桡神经浅段多数在距桡骨茎突近侧处分为内、外两支，穿针需要在安全区进针，否则可造成桡神经浅支损伤。

5. **反射性交感神经营养不良综合征**　是以疼痛伴自主神经功能紊乱为特征的临床综合征，表现为烧灼样疼痛、肢体肿胀、肢体忽冷忽热、时红时白，干燥或出汗。

六、术后处理及康复

1. 预防感染。术前做好术区备皮，调整好血糖等；术中注意避免热损伤和血肿的局部形成；术后早期针孔周围用无菌敷料遮挡，以防污物流入，但不宜堵塞过紧，以防止分泌物引流不畅而导致感染，一般 3～4 天更换一次敷料，如有渗出则应及时更换。后期应保持针孔处清洁、干燥，可用 75% 乙醇消毒，针孔处纤维痂不应去除。

2. 观察伤肢远端血液循环、感觉与活动度，以了解有无并发血管与神经损伤。

3. 钢针与皮肤界面应无张力，否则应给予宽松切开，以免皮肤压迫坏死。

4. 定时检查外固定架的牢固性及功能状态，注意衔接固件有无松动、外固定架连接处有无变形，以免由于固定松动而导致骨折再移位，影响骨折愈合。

5. 定期复查 X 线片，根据骨折愈合情况适当调整外固定架，避免外固定架固定产生应力遮挡，促进骨痂的生长、塑形，以达到骨折早期愈合的目的。

6. 康复治疗。在保证维持骨折复位的前提下，正确评价骨折处各方向上所能承受的负荷，及时调整运动治疗计划，遵循循序渐进的原则实施运动治疗。术后早期可行肩关节及肘关节的主动训练，可预防肩关节及肘关节粘连。术后 4 周，可行腕关节、手指关节及指间关节的各运动方向的全范围关节活动度训练。术后 4～6 周，可行肌力训练、肌耐力训练及手指的精细协调功能训练。

术后早期将腕关节固定于轻度尺偏、掌屈位，对保护尺倾角和掌倾角有一定作用。但腕关节屈曲不应超过 20°，否则腕管内的压力明显升高，尺偏不超过 20°，以避免尺骨盘和三角纤维软骨复合体过度紧张。术后 3 周根据 X 线结果调整外固定架，使腕关节处于功能位。6～8 周时根据 X 线骨折愈合情况拆除外固定架。

（严华韬　曹三利　夏　睿）

第七节　手部骨折

一、概述与解剖

手由腕骨、掌骨和指骨组成。腕骨有 8 块，分两行排列。近排腕骨从桡侧到尺侧依次为舟状骨、月骨、三角骨和豌豆骨。远排腕骨依次为大多角骨、小多角骨、头状骨和钩骨。腕骨表面大部分被覆关节软骨，在掌侧和背侧分别有一些粗糙区域，供韧带附着和骨骼营养血管进入。

腕关节的屈伸和尺桡偏运动发生于桡腕关节和腕中关节，而旋前和旋后动作发生于上、下尺桡关节。

第 2、第 3 掌骨与远排腕骨紧密结合，形成手的固定单元。而手的活动单元，就悬吊在这个固定单元上。活动单元包括拇指、环指和小指系列（包括掌骨和指骨），以及示指、中指指骨。

手的纵弓由掌骨和指骨形成，侧面观明显。两个横弓，近侧横弓位于远排腕骨，远侧横弓位于掌骨头水平。第 1 掌骨与大多角骨构成的关节是独特的鞍状关节，使拇指能够在多个方向产生运动。

掌指关节和指间关节被侧方的侧副韧带和掌侧的掌板固定，手指屈肌腱紧贴掌板，掌骨头的特殊形态结构使侧副韧带在掌指关节伸直位时松弛，允许手指做外展内收和环状运动。而在掌指关节屈曲位，侧副韧带紧张，使关节非常稳定。

指间关节及其侧副韧带有特殊的几何形态，使指间关节无论在屈曲或伸直位，侧方活动范围都很小。拇指的掌指关节不像其他手指的掌指关节活动范围那么大，而更像指间关节的活动，是个铰链关节。

二、手部骨关节损伤

手部骨关节损伤主要包括掌骨骨折和指骨骨折。

（一）掌骨骨折

掌骨骨折多由直接暴力造成，暴力多种多样，如重物压砸伤、机器绞伤、压面机挤伤、车祸压轧伤等。这种力量通常比较大，常造成皮肤、神经、肌腱等组织的复合性损伤。骨折也比较严重，多是粉碎性骨折，有明显的移位、成角、旋转畸形。此类骨折不仅骨折难处理，同时还会有皮肤、神经、肌腱等组织缺损，有的还会有血液供应障碍，可能造成手指或整个肢体坏死。也有的损伤相对简单，如掌骨颈骨折，又称为拳击者骨折，是发生在第 5 掌骨颈的骨折。当握拳做拳击动作时，暴力纵向施加在掌指关节上，传达到掌骨颈部造成骨折。另外，掌骨颈骨折也可发生在第 2 掌骨。其他掌骨颈骨折较少见。

掌骨干骨折发生在第 3、4 掌骨者较多，作用在手或手指上的旋转暴力常导致斜行骨折或螺旋形骨折。由纵轴方向的暴力传达至掌骨上时，多造成横行骨折。一般横行骨折是稳定性骨折，而斜行或螺旋形骨折为不稳定性骨折。

（二）指骨骨折

1. 远节指骨骨折　常伴有软组织损伤，对于这种损伤，软组织的修复及术后预防伤口感染治疗应放在比骨折更重要的位置。

清创时可将小块的、分离的骨块切除，但应避免去掉过多的骨质，否则可能造成不愈合及甲床基底的缺失，从而间接影响指甲的生长及功能。

2. 中节指骨骨折　多发生于直接暴力，如机器伤、压砸伤等。骨折的移位受两种力量的影响，即损伤的外力和手指肌腱牵拉作用。如骨折线位于指浅屈肌腱止点远端，由于指浅屈肌腱的牵拉，近端骨折块屈曲，同时由于指伸肌腱在远节止点的牵拉，远端骨折块背伸，则骨折向掌侧成角。若骨折线位于指浅屈肌腱止点近侧，远侧骨折块被牵拉屈曲，使骨折向背侧成角。

3. 近节指骨骨折　在指骨骨折中最常见，常由直接暴力造成，如压砸、挤压、打击等。骨折线可有横行、斜行、螺旋形、纵行，近端骨折块由于骨间肌的牵拉而呈屈曲位，远端骨折块由于伸肌腱中央束在中节指骨止点的牵拉作用呈背伸位，骨折向掌侧成角。

三、手部骨折外固定治疗

手的掌指骨折在传统治疗中多采用石膏及小夹板固定，常并发骨折畸形愈合及手指的关节僵硬，其效果不很理想。采取切开、复位、微型钢板内固定手术的损伤相对较大，骨折愈合时间长，一般需 5～8 周甚至更长时间。

外固定治疗骨折时复位及调整方便，固定坚强，并有利于控制和治疗软组织损伤。弹性固定是促进骨折愈合的有效方式。外固定架是较理想的弹性固定方式之一。有学者报道，用外固定架治疗手部掌、指骨骨折获得满意效果。

微型外固定架对不稳定性或粉碎性手部管状骨骨折具有良好的固定作用，能使骨折获得较高的稳定性，并可以早期进行关节的活动以加快手功能的恢复。在手部外固定架中，调整固定螺栓位置即可使骨折复位，并在良好的复位状态下固定，从而促进骨折愈合。

四、外固定架技术

手部外固定架的使用方法：①闭合性骨折，常规术前准备，患肢臂丛神经阻滞或局部麻醉，进行无菌操作。在 C 形臂透视下，将骨折两端略手法整复。先在骨折段较短的一端（靠近关节端）与骨的长轴成垂直方向，在手背侧，经皮平行分别在掌（指）骨的两侧各置入 2 枚螺纹针，穿透掌（指）骨的对侧骨皮质。左右横向及上下移动螺纹针，即可矫正骨折端的旋转移位、左右侧方移位及上下方向的移位。在助手扶持下将此 2 枚螺纹针固定在外固定架头部。再于骨折另一端沿骨干的长轴，平行钻入 2 枚螺纹针，进针位置位于伸指肌腱的中央腱束旁一侧，这样对术后患指的伸屈功能练习影响较小。用固定螺栓将此 2 枚螺纹针固定在外固定架体部。此时通过外固定架使骨折两端连接成一个固定的整体。②开放性骨折，常规清创，适当牵拉伤口处的皮肤，显露骨折端，经皮肤向骨折的两断端分别钻入螺纹针，方法同闭合性骨折，直视下将骨折复位后固定在外固定架上。将伤口处的皮肤拉拢缝合，如皮肤张力较大或缺损，可做局部的旋转皮瓣、供皮区中厚皮片游离植皮。术后疼痛消失后即可做患指的功能练习。术后 3 天、7 天及 15 天内复查 X 线片。如骨折有移位或复位不满意，可随时调整固定螺栓在外固定架上的位置，从而达到对骨折再调整及复位作用（图 3-28 ～图 3-30）。

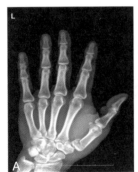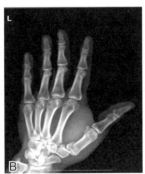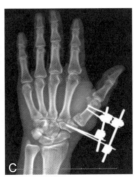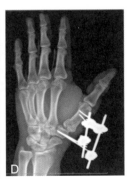

图 3-28　患者，男，35 岁。摔伤致左手第 1 掌骨骨折，在臂丛麻醉下行闭合复位、外固定架固定术

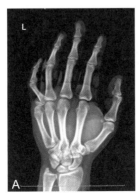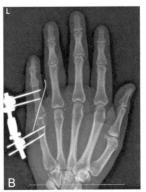

图 3-29　指骨骨折，在局部麻醉下行骨折切开复位、克氏针 + 外固定架安置术

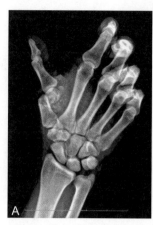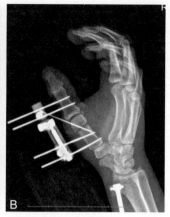

图 3-30 患者，男，44 岁。电锯锯片切割伤，右手开放性损伤伴右拇指不全离断，右侧第 1 掌骨开放性骨折，给予清创、血管神经肌腱吻合，掌骨骨折外固定架安置术

五、并发症

1. 进针部位骨折 若进针点不是在掌骨或指骨的中心，偏移一侧，偏移侧的骨质少，在术中或术后易发生骨折。因此，穿针时应尽量在 X 线透视下于内外侧或前后侧骨皮质的中心进针固定。

2. 骨折复位丢失、再移位 及时摄片检查，如有骨折端或骨折块移位，需要在 X 线透视下及时调整，重新固定。

3. 针道感染 是外固定架最常见的并发症，需要早期及时进行有效局部治疗，否则导致骨髓炎的发生，必要时要早期清除，同时给予抗生素治疗。

4. 神经损伤 掌背神经及指神经术中的损伤较少见，穿针需要在安全区进针，否则造成桡神经浅支损伤。

5. 螺钉断裂 较少见，但对于跨关节固定的外固定架，由于腕部的剪切力及应力较大，螺钉容易发生断裂。

六、术后处理及康复

手部运动功能复杂，因此恢复手部的肌力和关节活动度是骨折术后康复的主要目标。手部骨折后的康复一般分为两期进行。第一期为愈合期，是骨折治疗后 4 ～ 6 周；第二期为恢复期，是骨折基本愈合，去除外固定后的阶段。术后早期以减轻肿胀为主，患手的手指可以进行主动和被动活动。开始时以被动活动为主，用健手辅助患手进行指间关节屈伸运动。待局部疼痛消失后以主动活动为主。每次活动时间以局部轻度疲劳感为宜。对患手软组织进行搓揉挤捏、局部按摩，每次以局部有明显热感为宜。随着骨折愈合，运动幅度逐渐加大，并进行主动抗阻运动训练，以及肌力、耐力训练。

1. 骨折愈合期物理治疗的目的是消除肢体肿胀，减少局部瘢痕形成；改善局部血液循环，活跃细胞代谢，促进骨折愈合。术后早期可以采用冷疗，即用化学冰袋冷敷等措施，使组织温度下降，周围神经传导受阻，有镇痛作用；同时冷刺激可以使血管收缩和改变血管的通透性，减少术后出血和水肿。肿胀期过后，可以应用脉冲电磁场、超声治疗，以及透热治疗等方法促进骨折的愈合。

2. 骨折恢复期治疗的主要目的是充分恢复手部关节活动度和肌力。在避免剧烈疼痛的前提下，恢复受累关节所有运动轴位或运动平面的最大幅度。物理治疗可以促进局部血液循环，松解粘连，软化瘢痕；同时松弛肌肉，解痉镇痛。方法有温热疗法（如蜡疗、中药熏洗和温水浸泡等）、红外线光疗、电疗、超声波治疗等。随着骨折的愈合，可以根据功能检查情况制订合理可行的肌力训练计划。当肌力弱，小于 2 级时，可行助力练习、水平位主动练习和摆动练习；当肌力达 3 级时，应以主动运动和本体促进法练习为主；当肌力达 4 级时，肌肉力量训练应当以抗阻力练习为主。

（周　伟　曹三利）

参 考 文 献

曹保伟, 张子东, 2010. 微型外固定架结合有限切开复位骨胶固定治疗手部关节内固定骨折. 中国社区医师 (医学专业), 12(24): 71-72.

顾新, 马培德, 杨波, 等, 2014. 外固定架治疗老年桡骨远端骨折的体会. 中国现代医生, 52(3):1-3.

韩超, 邵新中, 赵书明, 等, 2013. 闭合复位克氏针内固定治疗手部关节内骨折的临床应用. 河北医药, 35(7): 1039-1040.

李凌宇, 2013. 40 例尺桡骨骨折治疗体会. 中国现代药物应用, 7(9):62.

梁权, 李园, 张娜, 等, 1996. 手部骨折内固定的选用与体会. 中华手外科杂志, (S1): 68-69.

马鑫, 孙鲁源, 代杰志, 等, 2013. 微型外固定架治疗掌指骨开放性粉碎骨折. 中国修复重建外科杂志, 27(1): 17-20.

史亚民, 侯树勋, 王副, 等, 1995. 多功能掌指骨外固定架的设计与应用. 中华骨科杂志, (05): 316-317.

汪伟, 刘益高, 颜昌义, 1997. 利用微型钢板治疗手部骨折. 北京医学, (5): 57.

王宝军, 刘振宇, 2017. 桡骨远端骨折. 北京医学, 39(2):132-133.

魏志腾, 2012. 尺桡骨骨折的治疗. 山东医药, 52(23): 90-92.

于仲嘉, 虞申, 眭述平, 1995. 微型单侧多功能外固定架在手外科的应用. 中国修复重建外科杂志, (4): 207-208.

袁义伦, 苏建敏, 侯江伟, 等, 2011. 桡骨远端骨折钢板内固定与外固定架的疗效比较. 中国医药指南, 9(13):242-243.

郑宇, 2014. 桡骨远端骨折钢板内固定与外固定架固定疗效的比较. 中国实用医药, 9(10):57-59.

宗阳, 范存义, 2011. 肱骨远端骨折术后肘关节功能障碍原因分析. 国际骨科学杂志, 32 (2) :87-88, 107.

Ashwood N, Verma M, Hamlet M, et al, 2010. Transarticular shear fractures of the distal humerus. J Shoulder Elbow Surg, 19(1):46-52.

Bibbo C, Brueggeman J, 2010. Prevention and management of complications arising from external fixation pin sites. J Foot Ankle Surg, 49(1):87-92.

Bible JE, Mir HR, 2015. External fixation:principles and applications. Jam Acad Orthop Surg, 23(11):683-690.

Carlan D, Pratt J, Patterson JMM, et al, 2007. The radial nerve in the brachium: an anatomic study in human cadavers. J Hand Surg Am, 32(8):1177-1182.

Chen NC, Ring D, 2015. Terrible triad injuries of the elbow. J Hand Surg Am, 40(11):2297-2303.

Court-Brown CM, Aitken SA, Forward D, 2010. The epidemiology of adult fractures//Bucholz RW, Court-Brown CM, Heckman JD, et al. Rockwood and Green's fractures in adults. Philadelphia: Lippincott Williams & Wilkins: 53-84.

Davies R, Holt N, Nayagam S, 2005. The care of pin sites with external fixation. J Bone Joint Surg Br, 87(5):716-

719.

Deland JT, Garg A, Walker PS, 1987. Biomechanical basis for elbow hinge-distractor design. Clin Orthop Relat Res, (215):303-312.

Doornberg J, Lindenhovius A, Kloen P, et al, 2006. Two and threedimensional computed tomography for the classification and management of distal humeral fractures:evaluation of reliability and diagnostic accuracy. J Bone Joint Surg(Am), 88(8):1795-1801.

Iordens GIT, Den Hartog D, Van Lieshout EMM, et al, 2015. Good functional recovery of complex elbow dislocations treated with hinged external fifi xation: a multicenter prospective study. Clin Orthop Relat Res, 473(4):1451-1461.

Kamineni S, Ankem H, Patten DK, 2009. Anatomic relationship of the radial nerve to the elbow joint: clinical implications of safe pin placement. Clin Anat, 22(6):684-688.

London JT, 1981. Kinematics of the elbow. J Bone Joint Surg Am, 63(4):529-535.

Nauth A, McKee MD, Ristevski B, et al, 2011. Distal humeral fractures in adults. J Bone Joint Surg (Am), 93(7):686-700.

Pollock JW, Faber KJ, Athwal GS, 2008. Distal humerus fractures. Orthop ClinNorth (Am), 39 (2):187-200.

Ring D, Bruinsma WE, Jupiter JB, 2014. Complications of hinged external fifi xation compared with cross-pinning of the elbow for acute and subacute instability. Clin Orthop Relat Res, 472(7):2044-2048.

Rommens PM, Küchle R, Schneider RU, et al, 2004. Olecranon fractures in adults:factors influencing outcome. Injury, 35 (11) :1149-1157.

Tan V, Daluiski A, Capo J, et al, 2005. Hinged elbow external fixators: indications and uses. J Am Acad Orthop Surg, 13(8):503-514.

Tashjian RZ, Katarincic JA, 2006. Complex elbow instability. J Am Acad Orthop Surg, 14(5):278-286.

Veillette CJH, Steinmann SP, 2008. Olecranon fractures. Orthop Clin North Am, 39 (2) :229-236.

第 4 章

外固定架在下肢骨折中的应用

第一节　股骨近端骨折

股骨近端一般是指股骨小转子下 5cm 平面以近的股骨部分，但国际内固定研究学会（AO/ASIF）只将小转子下缘平面以近的股骨范围定义为股骨近端。股骨近端骨折主要包括股骨颈骨折、股骨转子间骨折和股骨头骨折。股骨近端的骨结构具有特殊性，此部位骨要承受来自人体垂直向下的应力，还要承受活动时导入髋关节的剪式应力。因此，受到间接旋转外力时容易造成股骨颈和转子部位的骨折，这种情况多见于老年人，骨折后长期卧床的合并症是导致老年骨折患者死亡的重要原因。同时，此部位也是许多原发性骨肿瘤的好发部位和继发性转移癌的多发区，该部位骨质受到肿瘤侵犯时，易产生病理性骨折。股骨的大转子和小转子是诸多肌肉的附着点，受肿瘤破坏时也容易发生撕脱骨折。全世界估计每年有 170 万股骨近端骨折的病例发生，也是骨科的临床工作难点之一。

一、解剖及骨折分型

（一）解剖

股骨头与髋臼组成杵臼关节。股骨头呈圆形，约占一圆球的 2/3，其上完全被关节软骨所覆盖，顶部微后有一小窝，称为股骨头凹，为股骨头圆韧带附着处，股骨头可由此获得少量血供。股骨颈微向前倾，中部较细。股骨颈的下部有 2 个隆起，即大转子与小转子，其上附着很多肌肉。靠外侧者为大转子，其位置较浅，因直接暴力引起骨折的机会较大。小转子在股骨干的后上内侧，在大转子的平面下。两转子之间，前有转子间线，后有转子间嵴。转子间线比较平滑，是关节囊及髋关节的髂股韧带附着处。转子间嵴显得隆起，关节囊并不附着其上，但自骨盆出来的短外旋肌群附着其上（图 4-1）。

（二）骨折分型

1. 股骨颈骨折分型　目前最常用的股骨颈骨折分型为 Pauwels 分型、Garden 分型。依据骨折的解剖部位可以分为头下型、经颈型、基底型。

（1）Pauwels 分型：根据股骨颈骨折线与髋关节水平面的夹角，将股骨颈骨折分为三型。Ⅰ型为水平型骨折，骨折线与水平面成角 < 30°，因趋于嵌插，骨折不愈合率最低。Ⅱ型，骨折线与水平面成角 30°～50°。Ⅲ型为垂直型骨折，骨折线与水平面成角

＞70°，骨折断端存在的剪切应力较大，骨折不稳定，骨折不愈合率高（图 4-2）。

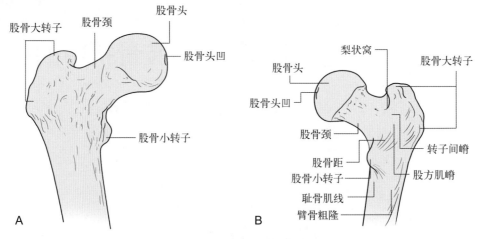

图 4-1　股骨近端解剖
A. 前面观；B. 后面观

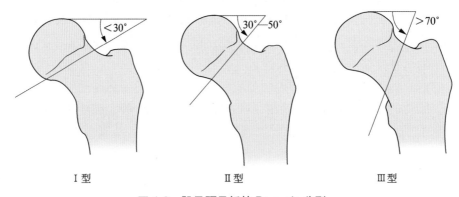

图 4-2　股骨颈骨折的 Pauwels 分型

（2）Garden 分型（图 4-3）

Ⅰ型：骨折没有通过整个股骨颈，股骨颈有部分骨质连接，骨折无移位，骨折近端保持一定血供，这种骨折容易愈合。

Ⅱ型：完全骨折无移位，股骨颈虽然完全断裂，但对位良好，如系股骨头下骨折，仍有可能愈合，但常发生股骨头坏死。如为股骨颈中部或基底骨折，骨折容易愈合，股骨头血供良好。

Ⅲ型：为部分移位骨折，股骨颈完全骨折，并有部分移位，多为骨折远端向上移位或骨折远端的下角嵌插在骨折近端的断面内，形成股骨头向内旋转移位，颈干角变小。

Ⅳ型：股骨颈骨折完全移位，骨折端完全分离，骨折近端可以产生旋转，骨折远端多向后上移位，关节囊及滑膜有严重损伤。因此，经关节囊和滑膜供给股骨头的血管也容易损伤，从而造成股骨头缺血坏死。

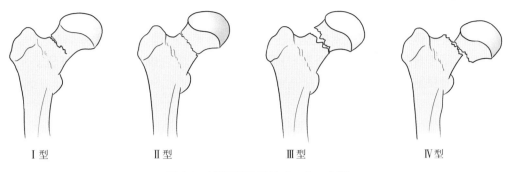

Ⅰ型　　　　Ⅱ型　　　　Ⅲ型　　　　Ⅳ型

图 4-3　股骨颈骨折的 Garden 分型

2. 股骨转子间骨折分类　目前，股骨转子间骨折分类应用较多的是 Evans 分型。

Ⅰ型：无移位的两片段骨折，稳定。

Ⅱ型：移位骨折，小转子小片段，但内侧皮质完整，复位后稳定。

Ⅲ型：移位骨折，后内侧粉碎区，复位后不稳定。

Ⅳ型：合并大转子骨折的碎片骨折，固位后无内侧支撑，不稳定。

Ⅴ型：骨折线从近内侧至远外侧走行，反斜行骨折。

二、诊断

临床上一般根据外伤史、症状（髋部压痛、叩击痛等）、体征（下肢缩短外旋畸形等）及影像学检查明确诊断并不困难。但是，在摔伤后以髋部疼痛为主诉，但体格检查及髋部正、侧位 X 线片均未发现有明确的骨折时，可能是无移位的股骨颈骨折，需进一步行 CT 或 MRI 检查，或在伤后 1 周再拍 X 线片复查以避免漏诊。

三、外固定架适应证

外固定架在治疗老年股骨转子间骨折具有一定优势，外固定架通过连接杆将骨折近端钢针与骨折远端钢针连接起来，可形成起重机构架式、四边形或不规则矩形等多种固定形式，使骨与外固定架形成稳定的"骨 - 针 - 架"的整体系统，此种构架固定强度可达到正常股骨的 60% 以上。概括起来其相对的适应证如下。

1. 新鲜的股骨近端骨折。

2. 多发创伤或合并生命体征不平稳等情况的临时外固定。

3. 合并严重心脑肺疾病，不能耐受开放手术的高龄患者。

4. 术前有贫血、低蛋白者或身体条件不能耐受较大手术创伤，以及不愿意接受开放手术者。

四、外固定架禁忌证

外固定架治疗也存在一些缺点，如关节僵硬、针道感染、固定针松动、局部疼痛等，影响患者对治疗和功能锻炼的依从性，继而影响治疗效果。术前仔细阅 X 线片，了解骨折分型和骨质疏松的程度，手术前后进行骨质疏松治疗，部分骨折类型如反转子骨折、转子下骨折等慎用外固定架。部分严重老年痴呆等特殊患者可能出现依从性差，不配合治疗与护理，出院后会出现撕扯敷料、烦躁不安等现象，给家属护理带来困难，也不宜采用外固定架。概括起来其相对的禁忌证如下。

1. 对于不能参与术后康复的患者（痴呆、酗酒者）应选用保守或其他治疗。
2. 皮肤破损感染者。
3. 重症糖尿病患者。
4. 伤肢痉挛性瘫的患者。
5. 重度骨质疏松患者。
6. 闭合复位无法达到功能复位者。

五、外固定架技术

最常用于股骨近端骨折治疗的外固定构型是单边外固定架。该外固定构型要求固定后近端 2 枚固定针成 11°角，符合股骨近端的生物力学特点，整个固定架呈一高强度钢架结构，能有效抗拒内翻应力。

手术操作在硬膜外麻醉或局部麻醉下进行，患者取仰卧位，患臀垫高，先在透视下牵引复位，注意颈干角、前倾角、下肢力线及有无短缩畸形，术中如小转子确实复位困难，可不必使小转子解剖对位。骨折复位后，常规术区消毒，铺无菌巾。在股骨大转子顶点下约 3cm 处，纵行切开皮肤长约 1cm 的小切口，置入克氏针或固定针，拧入的方向需与股骨颈的纵轴相平行，使之分别通过股骨颈的中央、股骨矩上 0.5～1.0cm，深度至股骨头软骨面下 0.5cm 左右。另一组固定针在骨折线以远的位置，垂直于股骨干，在股骨干外侧穿入远端相平行的 2 枚固定针，深度达股骨干对侧骨皮质。股骨颈上的 2 根针约成 11°角，可有效地防止固定针脱出或穿入髋臼。股骨干上 2 根针所成的 15°角能增加把持力，同时靠近骨折端以缩短远端肢体阻力臂。在 X 线透视下观察钢针的位置及深度满意后，应用外固定连杆及固定夹子将两组钢针连接固定并拧紧，用 75% 乙醇纱条将针道包绕（图 4-4）。

六、并发症

1. 针道感染的主要原因是外固定架固定时间长、针的松动滑移及对皮肤的压迫刺激，另外针口护理不当也可发生针道感染。指导患者定期用 75% 乙醇对针口进行清洗、换药，以降低针道感染的发生率。
2. 固定针的松动主要发生于固定针反复进退操作，引起针道松动。
3. 损伤邻近血管、神经。
4. 钢针切割出骨质，导致固定失败，多因为患者骨质疏松，在进行患者翻身或搬动等护理时，患肢没有轴向翻身，剪切力较大。
5. 股骨头缺血性坏死多由骨折类型决定，骨折断端分离大，血供损伤严重，股骨头缺血性坏死的发生概率就会较大。

七、术后处理及康复

1. 每天检查固定夹，若发现松动则及时予以重新锁紧。

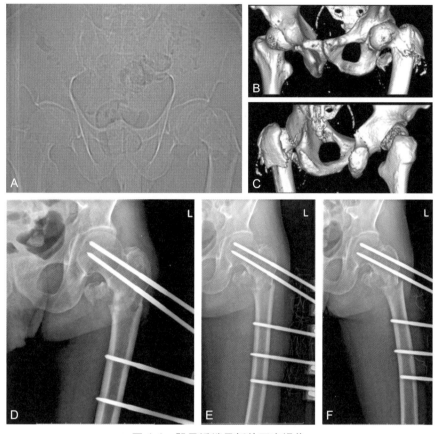

图 4-4 股骨近端骨折外固定操作

2. 术后加强针道护理。针道严格按照无菌操作每天换药，指导培训患者家属掌握换药操作。针道感染是外固定架治疗的常见并发症，针道局部的管理是预防感染的关键，每天用碘伏或酒精对针道局部进行清洗消毒。

3. 老年患者，全身情况大多较为复杂，术后需重视循环系统、呼吸系统及消化系统等部位严重并发症的预防，如坠积性肺炎、泌尿系统感染、下肢深静脉血栓。年老体弱、长期卧床的患者要特别注意受压部位皮肤，给予气垫的同时教会患者自我调节方法，如自我按摩法等。

4. 康复。术后早期康复锻炼对患者肢体功能恢复及心、肺等重要脏器并发症的预防都具有重要意义，术后当天即可鼓励患者进行下肢肌肉伸缩锻炼，早期功能练习以静力练习为主。使患腿保持髋稍外展位。中期以强化关节活动度，强化肌力，改善关节稳定性为主。逐步尝试患腿负重以改善步态。根据骨折愈合的牢固程度，负重由 1/4 体重 → 1/3 体重 → 1/2 体重 → 2/3 体重 → 4/5 体重 → 100% 体重逐渐过渡。可在平板健康称上让患腿负重，以明确部分体重负重的感觉，逐渐至可达到患侧单腿完全负重站立。后期强化肌力及关节稳定，全面恢复日常生活各项活动。如骨折完全愈合，并具备足够牢固程度，即可开始静蹲练习、跨步练习、患侧单腿蹲起练习等。完全负重的时间应根据患者全身状况、骨折类型及 X 线片提示的骨折愈合情况而定。

（刘　沛　曹三利）

第二节　股骨干骨折

股骨干是人体最粗、最长、承受应力最大的管状骨。股骨干骨折是小转子下 2 ～ 5cm 至股骨髁上 2 ～ 5cm 的股骨骨折。股骨干由 3 组肌肉所包围。由于大腿的肌肉发达，骨折后多有移位、成角及短缩畸形。股骨干血供丰富，一旦骨折，不仅营养血管破裂出血，周围肌肉肌支也常被撕破出血，出血量为 800 ～ 1000ml，患者常因失血量大而出现休克。股部肌肉是膝关节屈伸活动的重要结构，导致股骨干骨折的暴力同时也使周围肌肉、筋膜损伤，再加上出血后血肿机化、粘连、骨折的固定等，使肌肉功能发生障碍，从而导致膝关节活动受限。

一、解剖及骨折分型

（一）解剖

熟悉股骨周围血管的局部解剖对于避免手术并发症至关重要。髂外动脉在经过腹股沟后方进入股三角前方时衍变成股动脉，股深动脉从股动脉分出后分为旋股内侧动脉和旋股外侧动脉，同时也沿着股骨发出众多穿支血管至股骨后方。在远端，股动脉穿过大收肌的间隙衍变成腘动脉（图 4-5）。

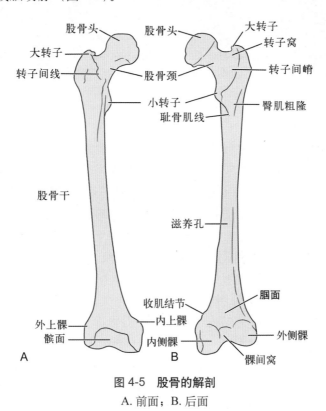

图 4-5　股骨的解剖
A. 前面；B. 后面

（二）骨折分型

重物直接打击、车轮碾轧、火器性损伤等直接暴力作用于股骨，容易引起股骨干的横行骨折或粉碎性骨折，同时有广泛软组织损伤。高处坠落伤、机器扭转伤等间接暴力作用常导致股骨干斜行骨折或螺旋形骨折，周围软组织损伤较轻。

股骨干骨折可分为上 1/3、中 1/3 和下 1/3 骨折。各部位由于所附着的肌起止点的牵拉而出现典型的移位。在上 1/3 骨折，由于髂腰肌、臀中肌、臀小肌和外旋肌的牵拉，近骨折端向前、外及外旋方向移位；骨折远端则由于内收肌的牵拉而向内、后方移位；由于股四头肌、阔筋膜张肌及内收肌的共同作用而向近端移位。股骨干中 1/3 骨折，由于内收肌群的牵拉，骨折向外成角。下 1/3 骨折后，骨折远端由于腓肠肌的牵拉及肢体的重力作用而向后方移位，又由于股前、外、内肌牵拉的合力，骨折近端向前上移位，形成短缩畸形。股骨干骨折移位的方向除受肌肉牵拉的影响外，还与暴力作用的方向、大小、肢体所处的位置、搬运受力等诸多因素有关。

二、诊断

根据受伤后出现的骨折的特有表现，即可做出临床诊断。X 线正侧位片可明确骨折的准确部位、类型和移位情况。对于下 1/3 段骨折，由于骨折远端向后移位，有可能损伤腘动脉、腘静脉和胫神经、腓总神经，应同时仔细检查远端肢体的血液循环及感觉、运动功能。单一股骨干骨折因失血量较多，可能出现休克前期临床表现，若合并多处骨折，或双侧股骨干骨折，发生休克的可能性很大，应对患者的全身情况做出准确评估。

三、外固定架适应证

股骨干骨折治疗原则包括恢复下肢力线，纠正旋转、成角、短缩畸形；保护局部血供，促进愈合，预防感染；适当功能锻炼。

股骨干骨折处理方法有多种，包括切开复位内固定、闭合复位外固定架固定等。主要取决于以下因素，包括骨折类型及部位、粉碎程度、患者年龄、患者身体耐受程度等。

对于大部分开放性股骨干骨折，急诊清创后应用髓内钉或接骨板固定是临床医师的首选。但是，对于伴有大面积污染的开放性骨折，急需固定稳定出血的股骨干骨折，合并明显骨缺损、畸形的股骨干骨折等，外固定架有其独特优势。外固定架具有创伤小、软组织损伤小、手术时间短等优势。随着外固定技术的发展，使用外固定架在治疗股骨干骨折的同时也可解决因骨折引起的骨缺损、畸形等，对于创伤引起的感染也有一定的治疗及预防作用。因此，外固定架的适应证是相对的。

成人：多用于多发创伤的临时外固定，伴有大面积污染的开放性骨折，急需固定稳定血供的股骨干骨折，有严重皮肤大面积挫伤者。

儿童：一般适合股骨干中段的稳定性骨折，采取闭合复位外固定架固定，对于小儿不稳定股骨骨折，可使用髓内柔性针与外固定架相结合。

四、外固定架禁忌证

外固定架治疗股骨干骨折可以闭合复位，具有时间短、操作简单等优点，禁忌证较为相对。但也存在一些缺点，如膝关节僵硬、针道感染、固定针松动、局部疼痛等，影响患者对治疗和功能锻炼的依从性，继而影响治疗效果。部分严重老年痴呆等特殊患者可能出现依从性差，不配合治疗与护理，出院后会出现撕扯敷料、烦躁不安等现象，给家属护理带来困难，因此该类患者不宜采用外固定架。概括起来其相对的禁忌证如下：

1. 对于不能参与术后康复的患者（痴呆、酗酒者）应选用保守或其他治疗。

2. 重症糖尿病患者。

3. 重度骨质疏松患者。

4. 闭合复位无法达到功能复位者，也可以局限切开复位。

五、外固定架技术

常用的外固定架主要包括单边外固定架及环形外固定架。单边外固定架主要用于股骨骨折后临时固定，除可进行固定骨折端外，可通过骨块搬移行骨搬移或骨延长。环形外固定架可通过不断变换构型，既可固定骨折端，也可矫正各类畸形。从骨干局部的生物力学特征性来看，单边外固定架属于偏离中轴的固定，其固定骨折的作用是通过与骨干垂直的螺纹针发挥作用的，因此螺纹针所承受的弯曲应力是很大的，且外固定架离骨干越远，螺纹针的弯曲应力就越大，对骨折的把持力就越差，从而影响骨折的稳定性。单边外固定架固定针的刚度有限，针杆接点处螺丝承受很大压力，因此有可能导致固定针折弯甚至螺丝崩裂，很难达到有效固定。增加螺纹针的数量可以减轻每根针的负荷，但同时也增加了手术的难度，降低了股骨干本身的强度，故临床多见的仍然是以 4 枚螺纹针加 1 根横杆构成的外固定架。

手术闭合复位或小切口协助复位透视下对位对线满意后，应用外固定架固定。外固定架穿针的原则是避免对重要血管和神经造成损伤，降低穿针诱发关节僵硬和挛缩的发生率，降低针道感染的发生率。股骨外固定架置针的安全区域的选择，常用的置针区域通常是外侧和前外侧。而在股骨前方置针时，由于存在神经血管损伤的潜在风险，很少在股骨前方放置外固定架，股骨前方能置针的安全区域仅为股骨前方距髌骨上极上方 7.5cm 以上，长 20cm、宽 12cm 的区域。为了避免膝关节僵硬，当穿骨钢针穿过股骨干远端前半部的软组织时应保持膝关节屈曲 90°～120°，穿过后半部时应让膝关节伸直（图 4-6 和图 4-7）。

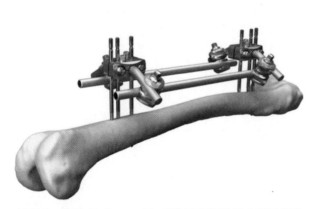

图 4-6 使用 Hoffmann Ⅲ 系统固定股骨干中段骨折的前侧固定外固定架，固定针放置在前后方向，2 根，一条内侧，一条外侧

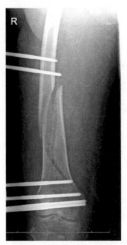

图 4-7 使用 Hoffmann Ⅲ 系统治疗股骨中段骨折的外侧股骨外固定架

若是使用环形外固定架,在对股骨干近端的组合固定中,使用的半针应固定在 1/3 环、1/4 环或弓形片上。在股骨中段,应使用 2/3 环或 3/4 环。这些外固定环的开口朝向内侧,便于患者内收肢体。位于股骨干远端层面的外固定环应 2/3 环或 3/4 环,这样可以保证膝关节的屈曲。股骨干近端层面所用的外固定环直径必须比股骨干远端大 2～3 个尺寸,近端和远端的固定模块需由连接片相连。在固定穿骨钢针之前,外固定环必须根据股骨的解剖轴线和软组织进行适当的定位。在股骨进行外固定时,环必须与骨干轴线垂直。

六、并发症

1. 针道感染和松动。
2. 延迟愈合或畸形愈合。
3. 双下肢不等长。
4. 异位骨化。
5. 再骨折。
6. 增生性瘢痕形成。
7. 膝关节屈伸受限。

七、术后处理及康复

1. 外固定架手术创伤小,骨膜剥离范围小,最大限度地减少失血,缩短手术时间,肢体能早期活动,减少了肢体的失用时间。外固定架减少失血量,降低脂肪栓塞的发生率。长期应用外固定架也存在应力遮挡作用,一旦骨折临床愈合,应及时拆除外固定架。

2. 若外固定架作为一种股骨干骨折的临时固定,通常应 2 周内更换为内固定。当外固定架安装好之后,要检查周围血管的搏动和皮肤色泽。在麻醉消退后,还要检查神经功能。经常检查螺丝有无松动,随时调整;定期摄片复查,了解骨痂生长情况。

3. 定期换药,防止感染。注意清除皮肤和外固定架上的血迹和渗出物。针道用碘伏或 75% 乙醇消毒清洁。随后用 75% 乙醇纱条缠绕钉（针）,不要将纱布块直接缠绕到钢针上,这样会加大皮肤的压力,而应该将纱布的中间剪开,骑跨过钢针后再用橡胶垫压住。术后的前 2～3 天每天都要换药,以后根据敷料情况换药,至少要保持 7～10 天换药一次。外用的棉罩可在换药的同时更换。每次换药都要观察穿骨钢针周围的皮肤张力,同时可通过估测肢体的周径变化来评估伤处的水肿是否消退。

4. 康复。根据个体化情况制订伤肢负重和活动的康复方案,制订时也要考虑外固定的目的、疾病种类、肢体节段、患者年龄、全身和局部状况及所使用外固定架的生物力学特点。

一般来说,术后第 1 天即可鼓励患者进行肌肉等长收缩,并开始邻近关节的主被动活动。为了预防穿针诱发的关节僵硬,只要骨骼的强度允许,鼓励术后 2～3 天即开始功能锻炼。然而,如果合并肌肉损伤,最好进行低负荷的被动功能锻炼。

5. 拆除外固定架。外固定架的佩戴时间根据临床和 X 线片的结果而定。如骨折达到临床愈合、关节活动无痛、动力化后断端无微动,这些都是拆除外固定架的临床标准。对不确定的病例可行 CT 检查。

在决定拆除外固定架的前 10～14 天要进行骨愈合强度的临床检测，在检测之前要先把固定远近骨段的模块之间的连接松开。患者取肢体平卧位，对肢体施加侧移、轴向加压和扭转负荷，如果无异常活动，则用连接杆重新连接模块，并松开螺母 1～2mm，对固定器实施动力化。如果固定采用的是组合式张力固定，则减少轴向加压针的张力。还可以在拆支架之前 3～5 周更早实施动力化，如可分期拆除部分穿骨钢针和固定环，并使用带弹簧的连接杆等方法。

通常在门诊拆除外固定架，在拆除螺纹针和半钉时有时需要局部麻醉，甚至对有些患者可以给予必要的、短暂的基础麻醉。先将基本穿骨钢针从基本环上松开，然后松开复位钢针和半钉。为了避免钢针张力的突然释放引起疼痛，在剪断钢针之前应先减张，可以松开固定钢针的螺栓。去除穿骨钢针后，消毒伤口并用无菌敷料包扎。待患者皮肤伤口愈合后方可洗澡，一般在拆除后 10～14 天。拆除外固定架后，早期减少负重，然后逐渐增加到正常范围，在此期间是否仍需要使用石膏或支具保护则因人而异。

（邹　昆　曹三利　古　振　丁　舟）

第三节　股骨远端骨折

股骨远端骨折包括股骨髁上骨折、股骨髁间骨折和累及股骨远端关节面的股骨髁骨折，其发生率占全身骨折的 0.92%，常是不稳定的粉碎性骨折。75 岁以上老年患者多为低能量损伤，15～24 岁年轻患者多由高能量损伤导致。由于股骨髁周围有关节囊、韧带、肌肉、肌腱附着，骨折块易受这些组织牵拉而发生移位，同时可伴有血管、神经及周围软组织损伤，在许多报道中畸形愈合、不愈合和感染的发生率较高，治疗复杂。

一、解剖及骨折分型

（一）解剖

解剖上，股骨远端包括股骨髁和股骨髁上。股骨内外髁构成远端关节面，后面有腓肠肌内外侧头的起点。股骨内外髁与相应的胫骨平台形成关节。股骨外侧髁的外侧面有外侧副韧带的起点。内侧髁比外侧髁大，它的内侧面是凹形，远端有内侧副韧带的起点。位于内侧髁最上方的部分是内收肌结节，是内收肌的止点。股动脉、股静脉在股骨中段走行于股骨的内侧，然后逐渐向后侧走行，到达股骨髁，股动脉位于内外髁的正中，与股骨没有很多软组织隔离。坐骨神经走行于股骨后方，其分支腓总神经在下段分支后逐渐向下外侧走行，到达小腿。

（二）骨折分型

股骨髁上骨折是指发生于股骨髁至股骨远端干骺端，即骨密质和骨松质移行部位的骨折，大多数病例为高能量损伤及由高处坠落所致。远端骨折块由于腘绳肌和腓肠肌的牵拉而向后移位，有可能损伤血管和神经。股骨髁间骨折常称为 T 形或 Y 形骨折。常用的 AO 分型以骨折的部位和类型为基础。A 型骨折为关节外骨折，仅累及远端股骨干并伴有不同程度粉碎的骨折；B 型骨折为部分关节内骨折和髁部骨折，B1 为外髁的矢状劈裂，B2 为内髁矢状劈裂，B3 为冠状面骨折；C 型骨折为髁部 T 形和 Y 形骨折，C1 为非粉碎性骨折，C2 为骨干粉碎性骨折合并 2 个主要的关节骨折块，C3 为关节内粉碎性骨折。

二、诊断

受伤后，膝关节和股骨远端部位有肿胀、畸形和压痛。骨折端有异常活动和骨擦感。若大腿张力较高，应警惕骨筋膜室综合征的发生。当小腿血供差，足背动脉搏动弱，怀疑有血管损伤时，应采用多普勒超声检查，明确有无腘动脉损伤，必要时进行血管造影。常规拍摄股骨远端正、侧位 X 线片。如果骨折粉碎较严重，应在牵引下摄片，更有利于判断骨折的分型。对于车祸等高能量创伤所致的股骨远端骨折，应同时拍摄骨盆 X 线片，以免漏诊。少数患者可合并腘窝处明显的血管、神经损伤，因此应注意查体。

三、外固定架适应证

1. 多段骨折和骨缺损，以及皮肤覆盖不良的严重开放性骨折。
2. 对于伴有严重的髁间结构损伤的骨折，应跨膝关节固定外固定架。
3. 对于开放性骨折，外固定架为局部软组织的处理提供了空间，便于术后处理、创口换药，能有效预防和控制感染。

四、外固定架禁忌证

1. 对于不能参与术后康复的患者（痴呆、酗酒者）应选用保守或其他治疗。
2. 重症糖尿病患者。
3. 重度骨质疏松患者。

五、外固定架技术

股骨远端骨折段较长时，可按照股骨干骨折处理。当骨折线达到髁上时，一般按照股骨髁上骨折处理，可采用非跨关节构型（图 4-8）。涉及股骨髁间的骨折，多需要采用跨关节构型。

单侧非跨关节构型，非跨关节组合结构可使穿针比单边结构随意，不必强调平行。连接时使用直连杆呈 T 形连接。为防止连杆间单固定夹不稳定，多在两连杆间斜连另一连杆使构型呈"三脚架"状，如此更加稳定，尤其是对于肌肉强壮的患者。环式非跨关节构型，可以采用三维方式穿针，近端可以使用全针或半针。

跨关节构型，当股骨髁骨折粉碎严重，不能穿针或穿针后固定不牢固时，可在胫骨近端穿针，跨关节固定。

穿针要点：股骨下段穿针一般选择股骨外侧，在前群肌肉和后群肌肉之间进行。股骨髁可贯通内、外侧髁穿全针，或在内、外髁侧方穿半针。肥厚的深筋膜会影响膝关节的活动，一般要在屈膝 30°位穿针，并在深筋膜处做较大的切口以利膝关节术后活动。采用单边或组合单侧构型时，在股骨髁处的穿针直径选择要比三维构型粗一些，这样才可达到三维构型同样的稳定固定。由于股骨前方的股四头肌存在，穿针后会影响膝关节的活动，因此，一般不在前方穿针。股动脉、股静脉血管走行于股骨内侧，在中下段交界处开始逐渐向后侧走行，坐骨神经走行于股骨的后方，股骨中段的内侧、远端的后侧不予穿针。关节内不宜穿针，因此在股骨髁穿针时不要进入膝关节囊内。

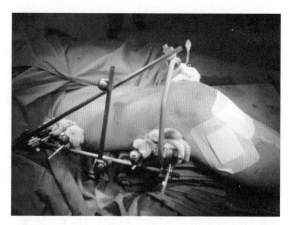

图 4-8　非跨关节构型外固定架治疗股骨远端骨折

六、并发症

1. **针道感染**　外固定架固定时间长、针道护理不当等原因可发生针道感染。指导患者定期使用 75% 乙醇对针道进行清洗、换药，可减少针道发生感染的概率。

2. **固定针的松动**　主要发生于骨质疏松、手术时固定针反复进退操作，引起针道松动。

3. **膝关节僵硬**　跨关节外固定架固定时间过长，康复锻炼不佳，容易造成膝关节僵硬、活动受限。

七、术后处理及康复

1. 固定后骨折复位欠佳需要调整时，单侧 T 形构型只需要松开远端活动轴即可进行调整。单侧组合 T 形结构需要松开骨折一端固定针和连杆间固定夹，复位后重新连接固定。三维构型需要松开直连杆与钢针、弧形弓、半环及弧形弓和半环弓之间的连接方可进行。三维构型时穿在股骨前外侧的钢针，一般在 4 周内拆除，早期活动膝关节。

跨关节外固定架可在连接活动轴的情况下进行小范围的活动。当股骨髁骨折初步愈合后，可由医师临时拆除跨关节固定，进行被动活动膝关节，然后重新连接固定。

2. 股骨远端骨折固定后要求能够早期肌肉收缩活动，除非软组织情况不允许或伴有血管损伤等情况。

3. 术后康复。术后患肢摆放于伸直位，以抬高患肢预防肿胀。康复程序如下。

（1）术后 0～2 周：①麻醉消退后开始活动足趾及踝关节，以及踝泵练习；②股四头肌及腘绳肌等长收缩练习应在不增加疼痛的前提下尽可能多做；③根据骨折稳定情况决定患者开始负重训练，负重由 1/4 体重→ 1/3 体重→ 1/2 体重→ 2/3 体重→ 4/5 体重→ 100% 体重逐渐过渡，可以在减重训练架上完成，训练患者双拐支撑，逐渐增加负重量。

（2）术后 3 ～ 6 周：①直抬腿肌力练习，每组 10 次，每天 3 ～ 4 组；②后抬腿练习，每组 10 次，每天 3 ～ 4 次；③俯卧位"勾腿练习"，每组 10 次，每次保持 10 ～ 15 秒，每次间隔 5 秒，4 ～ 6 组连续练习，组间休息 30 秒；④主动关节屈伸练习，10 ～ 20 次 / 组，每天 1 ～ 2 组。如骨折愈合良好，力求 6 ～ 8 周时膝关节屈曲达 120°，髋关节屈曲角度接近 90°。

（3）术后 6 周至 3 个月：监测患者的肌力和平衡功能，加强肌力和平衡训练。①坐位抱腿：在骨折愈合程度允许的前提下进行，在髋关节感到疼痛处保持 5 ～ 10 分钟 / 次，每天 1 ～ 2 次；②可以开始固定自行车练习，轻负荷至大负荷，并逐渐减低座位的高度，20 ～ 30 分钟 / 次，每天 2 次；③抗阻伸膝练习：每组 10 次，每次保持 10 ～ 15 秒，每次间隔 5 秒，4 ～ 6 组连续练习，组间休息 30 秒；④提踵练习：2 分钟 / 次，休息 5 秒，每组 3 ～ 5 次，每天 2 ～ 3 组。

（4）术后 4 ～ 6 个月：旨在强化肌力及关节稳定性，逐渐、全面恢复日常生活各项活动。①静蹲练习：随力量增加逐渐增加下蹲的角度，2 分钟 / 次，间隔 5 秒，每组连续 5 ～ 10 次，每天 2 ～ 3 组；②跨步练习：包括前后、侧向跨步练习，20 次 / 组，组间休息 45 秒，4 ～ 6 组连续练习，每天练习 2 ～ 4 次；③患侧单腿蹲起练习：要求缓慢、用力、有控制，20 ～ 30 次 / 组，组间间隔 30 秒，每天 2 ～ 4 组。

（邹　昆　黄　诚　曹三利）

第四节　胫骨近端骨折

胫骨平台骨折由间接暴力或直接暴力引起，占成人骨折的 1.7%。高处坠落时，足先着地，再向侧方倒下，力的传导由足沿胫骨向上，坠落的加速度使体重的力向下传导，共同作用于膝部，由于侧方倒地产生的扭转力，导致胫骨内侧或外侧平台塌陷骨折。当暴力直接打击膝内侧或外侧时，使膝关节发生外翻或内翻，导致外侧或内侧平台骨折或韧带损伤。

一、解剖及骨折分型

（一）解剖

胫骨平台被中央的髁间隆起分隔为外侧平台和内侧平台，外侧平台向上凸起，关节面较内侧平台稍高；内侧平台呈凹形，较外侧平台更大。内侧平台骨质相对于外侧平台更加坚固，发生骨折的概率也低，骨折块多为较大的整块，而外侧平台常表现为关节面的塌陷和粉碎，但是由于导致内侧平台骨折的暴力较大，更容易合并严重的软组织损伤和膝关节脱位。

（二）骨折分型

胫骨平台骨折受伤机制和临床表现复杂，分型较多。Schatzker 分型是当前应用最广泛的分型，将胫骨平台骨折分为 6 型。

Ⅰ型：外侧平台劈裂骨折，无关节面塌陷。多发生于年轻人。骨折移位时常伴有外侧半月板撕裂，或向四周移位或半月板嵌入骨折间隙。此型占胫骨平台骨折的 15.0%。

Ⅱ型：外侧平台劈裂，关节面塌陷，多发生于 40 岁以上的患者。此型占胫骨平台骨折的 23.2%。

Ⅲ型：外侧平台单纯压缩骨折。压缩部分常位于关节中心部分。

Ⅳ型：胫骨内侧平台骨折，多由中等至高能量暴力致伤，常合并膝关节脱位、血管损伤，因此需仔细检查。

Ⅴ型：双侧平台骨折，高能量暴力损伤所致，易合并血管神经损伤。

Ⅵ型：双侧平台骨折加胫骨干与干骺端分离，由高能量暴力损伤所致，在 X 线片上显示为粉碎爆裂性骨折，常合并膝部软组织严重损伤、骨筋膜隔室综合征和严重神经血管损伤。

二、诊断

胫骨平台骨折时，出现膝部疼痛、肿胀和下肢不能负重等症状。膝关节主动、被动活动受限，胫骨近端和膝关节局部触痛。检查时应注意骨折部位软组织覆盖情况和神经、血管情况。对于高能量所致的胫骨平台骨折，应仔细检查患肢是否出现静息痛、被动牵拉相关肌肉诱发剧痛、小腿骨筋膜室紧张及足部感觉减弱等体征。

三、外固定架适应证

胫骨平台骨折标准的治疗方法是切开复位、胫骨关节面解剖复位及内固定。该方法对低能量创伤所致骨折效果良好。然而，在高能量创伤造成的损伤中，感染风险、内固定外露与严重并发症的发生率增加。

胫骨平台骨折的外固定是一种实用性强的技术，可以临时作过渡使用或最终使用，它可以减少接骨板相关的灾难性并发症的风险。

胫骨平台骨折外固定的一般指征：复杂的骨和软组织联合损伤（如严重的开放性骨折），因为开放性手术具有较高的软组织并发症和感染风险。胫骨平台骨折外固定的具体指征为 Schatzker 5 型和 6 型骨折，胫骨近端骨折伴干骺端和软骨下粉碎，不适合常规接骨板和克氏针固定，复杂骨折伴有软组织损伤（如骨筋膜室综合征）、四肢损伤、开放性骨折伴软组织丢失和骨折，以及需要损伤控制的多发伤患者。

四、外固定架技术

用于胫骨平台骨折治疗的外固定架主要有两种类型：跨膝关节外固定架和非跨膝关节外固定架。胫骨平台外固定架用在严重高能量损伤患者，根据损伤控制理论，治疗前使用外固定架的时间一般为 8 ～ 14 天，而在胫骨平台骨折患者的急性治疗过程中，下肢长度恢复是最重要的因素。在股骨和胫骨上同时采用固定针是大多数外科医师推荐的技术。

1.跨膝关节外固定架　通常作为一种临时性的外固定架。在切开复位和内固定之前，先用外固定架临时治疗这些骨折，然后恢复一段时间，使软组织愈合和肿胀减轻。这些固定架是损伤控制、处理骨折的基础。

股骨侧固定针置于外侧或前外侧，以尽量减少对股四头肌的伤害（图 4-9）。胫骨固定针放在前内侧。固定针在股骨和胫骨中的位置取决于骨折类型；应留出未来内固定的区域。治疗过程中给予适当牵引以维持下肢长度，但不应过度牵引，因为增加的软组织张力可能加剧软组织肿胀，并有可能增加骨筋膜室的压力。应用外固定架后，应重新评估软组织的肿胀情况，根据需要测量室压，并评估胫骨平台 CT。

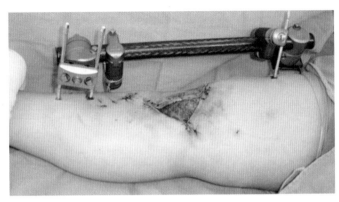

图 4-9　临时的膝跨架

用于控制复杂胫骨平台骨折的初始肢体损伤，2 周后可以进行下一阶段的锁定接骨板内固定治疗

2. 非跨膝关节外固定架　该类型外固定架不跨越膝关节，其目的是使用固定架完成最终的固定，实现骨折愈合。如果软组织条件不允许在 2～3 周实现内固定治疗，则应考虑使用外固定架进行最终固定。这些固定架恢复胫骨平台骨折的干骺端成分，维持关节面复位。这类外固定架的一个优点是早期膝关节可以活动。在这类结构中，基本上有两种类型：全环结构或近端混合结构环加远端固定针（图 4-10）。

（1）全环结构：该结构使用两个 3/4 环来稳定骨折。首先，近端的 3/4 环固定在胫骨近端，使肢体位于中心。放置环时，开口端向后放置，以允许膝关节不受限制的弯曲。周围应有至少 3 指宽的间隙，以允许肿胀和软组织控制。钢针应放置在关节面下方至少 14mm 处，以避免穿透关节囊。使用两根贯穿针，第 1 根钢针可以从前内侧到后外侧，第 2 根钢针可以从前外侧到后内侧。两根钢针应穿过胫骨中心后 1cm 处的胫骨近端，第 3 根钢针应置于胫骨中心前 1cm 处的冠状面。如果环上有空间，用 4 根钢针可以获得更好的效果。在远端，将环用 3 根钢针固定在胫骨上。胫骨远端的周长比胫骨近端的周长小，因此可以相应地减小远端环的尺寸以匹配解剖结构。重新建立下肢的力线，近端和远端的环用 3 根杆相连。

（2）混合结构（环杆外固定架）：混合外固定架为近端关节环状结构与骨折远端拉紧钢针的固定针的组合，在胫骨平台骨折的固定中越来越流行。

关节周围骨折近端环的应用基本上与上述全环结构相同。混合外固定架的远端部分不同于全环外固定架。远端固定针组由至少两个 5mm 的固定针组成（图 4-11）。必要时，还可以在不同平面上添加第 3 根固定针。

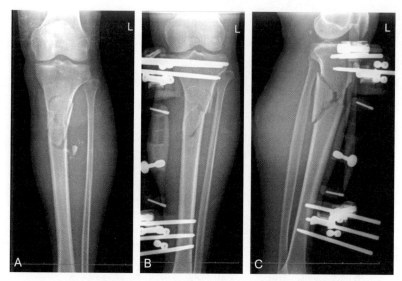

图 4-10　应用双环钢针固定架固定胫骨平台骨折伴复杂软组织损伤

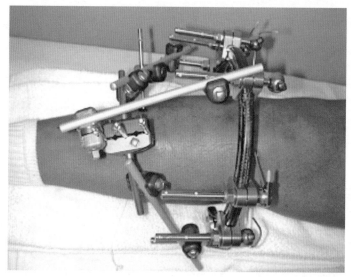

图 4-11　应用混合固定架（环杆框架）固定复杂胫骨平台骨折

五、并发症

膝关节外固定架的并发症包括针道感染、神经血管损伤、深部感染、畸形愈合、不愈合、膝关节僵硬（粘连）、股四头肌无力和创伤后关节炎。

针道感染是骨折外固定的主要并发症。感染率为 0.5% ～ 30%。感染的发生率取决于采用的固定方法。使用环形固定架的针道感染发生率为 3.9%，使用混合固定架的针道感染发生率为 20%。针道感染可分为浅部感染和深部感染。浅部感染通过局部护理、抗生素治疗，有时可将固定针拔出进行刮除和清创。深部感染的治疗方法是取下受感染的固定针，有时甚至是整个固定架，然后进行积极的清创。

胫骨平台骨折后膝关节运动功能减退是常见的，常由伸膝装置瘢痕形成、关节纤维化和创伤后关节炎引起。伸膝装置瘢痕与膝关节固定时间过长有关。非跨膝关节外固定架在恢复关节运动范围方面有一定优势。4周弯曲度小于90°的患者应加快运动范围锻炼的康复计划。股四头肌无力通常与经股四头肌插入固定针有关，也与随后的肌肉无力和萎缩有一定的联系。

创伤后关节炎主要与关节不协调和关节不稳定有关，另外，关节软骨损伤及术中关节面恢复不平整也可能导致该病发生。

六、术后处理及康复

外固定架在胫骨平台骨折治疗中具有一定的作用，尤其是Schatzker 5型和6型骨折伴软组织损伤。外固定架也可以作为一个切开复位内固定手术之前的临时措施。或者，当软组织和骨损伤联合在一起导致内固定手术太危险时，外固定架可以作为一种最终的固定措施。

使用膝关节周围外固定架的主要优点包括治疗灵活、方便调整。临时跨膝关节外固定架可以重建下肢力线，帮助软组织愈合，并优化未来内固定手术的软组织条件。

术后的治疗过程取决于外固定架在骨折治疗中应用的初衷。如果采用外固定架作为损伤控制措施，应在软组织准备好后再行切开复位内固定，然后移除外固定架。这个等待期通常是1～2周。如果外固定架作为最终治疗方案应用，外固定架应保持到骨折愈合。大多数使用外固定架的患者应每2周随访一次，以监测针道感染的可能。患者在最初的6～8周保持足趾接触负重。随后，随着病情恢复，在之后的治疗中逐渐增加负重。患者接受针道护理指导，并低剂量预防性口服抗生素。随访2周进行一次X线检查，以确定骨折愈合情况。从V形三杆结构中移除内侧和外侧支柱可以使固定架的刚度逐渐降低，以便在移除整个固定架之前改善向骨骼的荷载传递。

康复是在手术后早期做患膝关节活动度（屈、伸）练习，每天每条腿只进行一次，力求角度有所改善即可，避免反复屈伸、多次练习。如屈曲角度长时间（2周以上）无进展，组织肿胀、发热，可冰敷，每天2～3次。练习时要按康复方案要求完成规定的角度。

早期（手术当天至1周）：麻醉消退后，开始活动足趾、踝关节；如疼痛不明显，可尝试收缩股四头肌，即大腿前侧肌肉绷紧及放松。进行股四头肌（大腿前侧肌群）等长练习，即大腿肌肉绷紧及放松。中期（5周至3个月）：被动屈膝关节达90°以上，行走时持拐，1/3负重行走。增加直抬腿练习和静蹲练习次数，强化肌力。后期（4～6个月）：后期可增加负荷（完成12次动作即感疲劳的负荷量），每组8～12次，连续练习2～4组，组间休息90秒，直至疲劳为止。之后开始跳上跳下练习，侧向跨跳练习。开始游泳（早期禁止蛙泳）、跳绳及慢跑。增强肌力及跑跳中关节的稳定性，逐渐恢复剧烈活动或专项训练。

（卢非凡　夏　睿　曹三利）

第五节 胫腓骨干骨折

胫腓骨干骨折约占全身骨折的 9.45%，其中以胫腓骨双骨折最多，单纯胫骨骨折次之，单纯腓骨干骨折最少，占全身骨折的 0.59%。治疗虽较容易，但如果处理不当，可能出现感染、迟缓愈合或不愈合等并发症，甚至有截肢的严重后果。

一、解剖及骨折分型

（一）解剖

胫骨和股骨一样是承重的重要骨骼。前方的胫骨嵴位于皮下，是骨折后复位的重要标志。胫骨干横切面呈三棱形，在中、下 1/3 交界处变成四边形。在三棱形和四边形交界处是应力集中部位，易致骨折。由于整个胫骨均位于皮下，骨折端容易穿破皮肤成为开放性骨折。胫骨上端与下端关节面是相互平行的。若骨折对位对线不良，使关节面失去平衡，改变了关节的受力面，易发生创伤性关节炎。腓骨的上、下端与胫骨构成上胫腓联合和下胫腓联合，为微动关节。腓骨不产生单独运动，但可承受 1/6 的负重。胫腓骨间有骨间膜连接，踝关节承受的力除沿胫骨干向上传递外，也经骨间膜由腓骨传导。动脉在分出胫前动脉后，穿过比目鱼肌腱向下走行，此处血管固定，胫骨上 1/3 骨折可致胫后动脉损伤，引起下肢严重血液循环障碍，甚至缺血坏死。小腿的肌筋膜与胫骨、腓骨和胫腓骨间膜一起构成 4 个筋膜室。由于骨折后骨髓腔出血或肌肉损伤出血，或血管损伤出血，均可引起骨筋膜室综合征，导致肌缺血坏死，后期成纤维化，此将严重影响下肢功能。胫骨的营养血管从胫骨干上、中 1/3 交界处进入骨内，中、下 1/3 的骨折使营养动脉损伤，供应下 1/3 段胫骨的血液循环显著减少；同时下 1/3 段胫骨几乎无肌附着，由胫骨远端获得的血液循环很少，因此下 1/3 段骨折愈合较慢，容易发生延迟愈合或不愈合。在腓骨颈，有腓总神经由腘窝后、外侧斜向下外方，经腓骨颈进入腓骨长、短肌及小腿前方肌群。腓骨颈有移位的骨折可引起腓总神经损伤。

（二）骨折分型

临床上对胫骨干骨折分型方法较多，应用最多的是将胫腓骨的骨折分成 3 种类型。

1. 单纯骨折　此类骨折包括了斜行、横行及螺旋形的骨折。

2. 蝶形骨折　此类骨折的特点是在两个主要的骨折端之间还有一个三角形的小的骨折块。

3. 粉碎性骨折　此类骨折是胫腓骨的严重损伤，在发生骨折的部位有 3 块以上的骨折块，而且可能会伴有多处的粉碎或多段骨折。

对开放骨折采取 Gusitilo 分型方法进行分类。具体如下。

Ⅰ型骨折，开放裂口长度＜ 1cm，边缘比较清洁。

Ⅱ型骨折裂口＞ 1cm，但软组织无大范围损伤或撕裂伤。

ⅢA 型骨折，开放粉碎骨折，软组织损伤严重，骨折有软组织覆盖；ⅢB 型骨折，有大范围软组织缺损，且骨膜剥脱，骨折粉碎；ⅢC 型骨折，有大范围软组织撕裂、剥脱，且有动脉损伤，或关节开放脱位。

二、诊断

受伤后，小腿出现疼痛、肿胀、畸形、皮下瘀斑和下肢活动障碍。检查可发现假关节活动，骨擦感、骨传导音减弱或消失。X 线片可确定骨折的类型、移位方向。检查要包括邻近的膝关节和踝关节，还要注意检查患肢有无足背感觉减退或消失，以及足趾的背伸活动障碍，注意患肢远端血供情况以确定有无动脉损伤。CT 及三维重建可更加直观地了解胫骨干骨折，以利于术中复位固定。

三、外固定架适应证

临时外固定可快速完成，适用于复合伤、严重软组织破坏性骨折（ⅢB 型和 C 型）或不能耐受切开复位内固定手术的多发伤患者。在多发性创伤患者中，长骨骨折的暂时稳定对于患者的治疗至关重要。

外固定架还适用于不稳定的闭合骨折、骨折伴有骨筋膜室综合征、胫骨干骨折延伸到关节周围的多段骨折等。

四、外固定架禁忌证

外固定架基本上适用于所有的胫骨干骨折，尤其是开放性骨折，也可作为最终的骨折固定使用，禁忌证比较相对，主要如下。

1. 严重的骨质疏松患者。如果不是严重的开放性骨折，外固定架用来早期固定，待软组织条件好转后转为内固定。

2. 术后不能配合管理的患者，如精神病、阿尔茨海默病患者。

五、外固定架技术

在使用固定架前要复习断面解剖，确定放针的"安全区"，减少神经、血管或肌腱损伤。沿胫骨的皮下缘通过前方或前内侧骨皮质放针，避免软组织牵张。针的方向垂直于胫骨长轴，平行于关节面，经小的纵行切口进针，钝性分离软组织到骨。放置钻套抵在骨面，用合适大小的钻头预钻针道，预钻可以降低热坏死和针松动的危险（图 4-12）。

用半固定针、非环式外固定架固定胫骨干骨折时，应尽可能地将固定针放在胫骨的前内侧面，但要注意避免置入后方过深而造成神经、血管损伤。骨折两侧至少需要两个固定针；如果可能，应使用多平面外固定架。环形外固定架可以用来控制胫骨的损伤，但是操作复杂、耗时。如果使用环形外固定架，则应放置细钢针。放置钢针时，其相互锐角应尽可能接近 30°。在胫骨近端，尽可能避免使用全环形外固定架，以减少对腘窝的影响。环形外固定架应尽可能对称，以提高外固定架的稳定性。放置环形外固定架时，环形外固定架应位于膝关节囊的下界，约在膝关节间隙远端 14mm 处。要注意防止足下垂、足内翻和足外翻。在离开手术室前，应摄正、侧位胫骨全长的 X 线片，确认复位满意。不提倡在使用外固定架的同时用拉力螺钉固定骨干（图 4-13 ～图 4-16）。

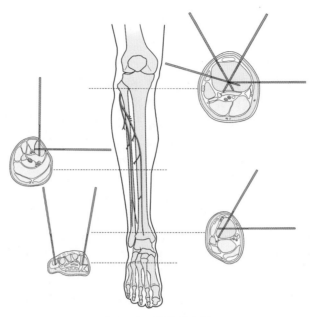

图 4-12　胫骨干穿针

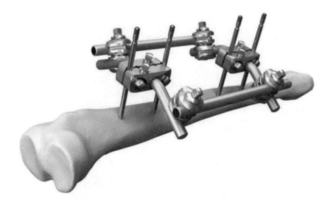

图 4-13　使用双杆结构的胫骨外固定架

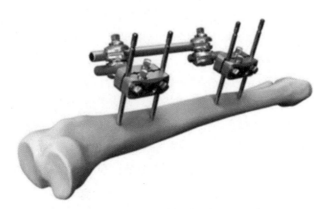

图 4-14　使用单杆结构的胫骨外固定架

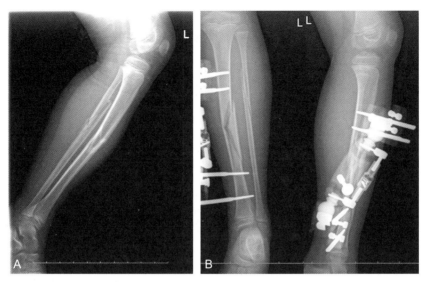

图 4-15　患儿，男，7 岁。滑冰时摔倒致左侧胫腓骨骨折，清创后行左胫骨骨折闭合复位外固定架安置术

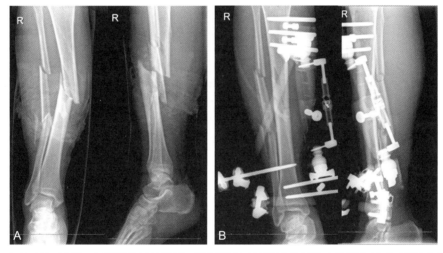

图 4-16　患者，男，48 岁。右胫腓骨开放骨折，行右胫骨开放骨折清创探查外固定架术、VSD 负压吸引术，分期行皮瓣植皮术

六、并发症

1. 针道刺激较为常见，故需要定期使用 75% 乙醇对固定针周围的部位进行消毒。

2. 继发蜂窝织炎，可应用抗生素控制。

3. 在穿针处有持续渗液，特别是在固定针松动时更易于发生，应拔除固定针并对针道进行清创。如需要继续固定，则另选其他部位重新穿针固定。

4. 外固定后改为髓内钉固定，特别是有针道感染的患者，容易引起骨髓炎。

七、术后处理及康复

术后即开始针道的护理，并持续至拆除外固定架。用 75% 乙醇清洗针道，用 75%

乙醇纱布湿敷针道。定期检查针道是否有感染，检查所有的固定架连接是否牢固。已经松动的针或已有明显感染的针道需要拔针、清创。每2～4周复查一次X线片，直至骨折愈合。

康复锻炼需要循序渐进，具体如下。

1. 最初4～6周只允许触地样负重，进行髋和膝的关节活动锻炼及股四头肌等长收缩练习。如果足部包括在固定架内以保护软组织伤口，待软组织伤口愈合后去除足的固定针。对不稳定的踝损伤患者，足部固定针需保留更长时间。如果固定架不包括足，可早期进行踝关节活动度练习。用可拆卸的支具防止足下垂。

2. 6周后，随着骨痂增多，负重逐渐增大。随着进一步愈合，可将固定架改成动力性结构，允许骨负重。对轴向稳定、粉碎轻微且对位良好的横行骨折，可较早增加负重和动力化。

3. 如果3个月后骨痂量未见增加，需要进一步处理，如植骨或电磁刺激以促进骨折愈合。

（卢非凡　古　振　曹三利）

第六节　胫骨远端骨折

一、概述

胫骨远端骨折是指涉及踝关节关节面的骨折。本节重点阐述一下 Pilon 骨折。Pilon 骨折是由于轴向应力造成的胫骨远端关节内的爆裂性骨折，常伴有骨质缺损及远端骨质压缩，并常合并有腓骨下端骨折及严重软组织挫伤。因骨折涉及关节面破损，治疗难度较大，若治疗不当，将严重影响关节功能。另外，10%～30%的 Pilon 骨折为开放性骨折，常伴有皮肤脱套和破裂，容易出现感染、软组织坏死、伤口裂开等一系列灾难性结果。

二、诊断

Pilon 骨折的诊断并不困难。Pilon 骨折后患肢不能负重，出现局部疼痛、肿胀、畸形和功能障碍。病史要注意询问受伤时的情况，以帮助判断是否有轴向暴力作用。查体时必须重视其他可能的损伤，特别是合并血管神经损伤、骨筋膜室综合征时需要做紧急处理。此外，高能量损伤的患者可能存在生命危险而需要生命支持治疗，或存在其他重要脏器的损伤需要紧急处理以挽救生命。X线片可很好地显示胫骨前内侧和后外侧关节面骨折情况。CT片能很好地显示骨折的形态、骨折块的数量及移位的程度，重建图像能够显示出更细致、更复杂的骨折情况。

三、外固定架技术

Pilon 骨折治疗目标在于恢复关节面完整和机械力线，促进早期康复训练，降低软组织并发症，避免发生踝关节创伤性关节炎。治疗 Pilon 骨折不仅要稳定骨折，更重要的是处理软组织损伤。由于胫前皮肤薄弱、软组织损伤严重，早期手术可能出现伤口愈合困难、感染甚至截肢。选择正确手术时机可以减少软组织并发症，提高手术疗效。目前大部分骨科医师主张分两期处理 Pilon 骨折，一期采用外固定架稳定骨折，待软组织损伤恢复后，再行二期确定性治疗。

伤后尽早使用临时外固定以减轻疼痛、促进软组织损伤恢复，安装外固定支架时尽量恢复力线和胫骨长度，并扩展固定至前足以防止发生足下垂畸形。

目前用于临床的外固定架包括简单框架（单边、双边）、踝关节组合装置、复合式或环形外固定架。常与有限内固定联合使用。使用简单的单边外固定架时，胫骨使用一个固定针组，连接到跟骨的固定针组，这些固定针组由单个连杆连接。固定针组和连接杆可以放置在内侧，也可以放置在外侧。或者，采用胫骨固定针组与跟骨内的穿插针在内侧和外侧连接。这种三角形固定架（图 4-17）提供了良好的控制内翻和外翻的作用。外固定架的优点是其结构可以改变，允许软组织重建修复。环形外固定架最适合严重受伤患者复杂的 Pilon 骨折，踏板将足跟悬挂在固定架中，从而保护足跟免受压疮的伤害。

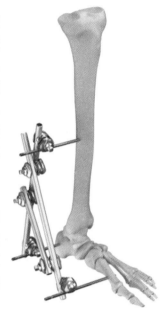

Pilon 骨折时干骺端粉碎越严重，力线恢复和稳定固定则越困难，从而导致干骺端骨不连或畸形愈合，也更容易发生切口愈合困难和感染。外固定架通过韧带整复固定骨折，但大部分外固定架只是提供胫骨和跟距骨之间的桥梁作用而达不到整复效果。在胫骨干骺端骨折块比较大的情况下，使用环形外固定架仅固定胫骨，保留踝关节活动功能，胫骨远

图 4-17　三角形外固定架

端靠近关节面的外固定架环可以在关节镜辅助下复位关节面骨折块后进行组装，也可以联合外固定架在关节镜辅助和 C 形臂透视下采用经皮螺钉或克氏针固定干骺端骨折（图 4-18）。

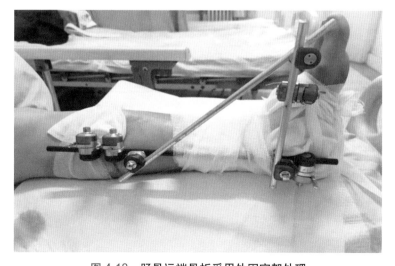

图 4-18　胫骨远端骨折采用外固定架处理

对于开放性 Pilon 骨折，彻底清创、超关节外支架固定、局部应用负压吸引敷料覆盖伤口，伤后 5 天左右创面可行软组织覆盖手术时或手术后短期内应用环形外固定架稳定骨折作为最终治疗（图 4-19）。

对于闭合性 Pilon 骨折，通常于伤后 7 ～ 21 天待软组织肿胀消退后行确定性治疗。在等待手术期间行 CT 扫描评估骨折情况，制订详细手术入路和手术方案。干骺端粉碎严重，钢板螺钉不能有效稳定骨折时，建议使用 Ilizarov 外固定架固定，重建关节面后，在胫骨穹顶水平尽量靠近关节面置入钢针，用 3 ～ 4 枚钢针按照合适的角度交叉穿过远端骨折段以获得最大稳定性，再通过环环对应复位至近侧环结构上，维持胫骨力线。外固定架延伸至后足以获得进一步稳定，术后 6 ～ 8 周去除后足外固定架环，并进行专业理疗预防足下垂畸形、踝关节僵硬。经影像学证据证明骨折愈合后患者才能逐步负重。

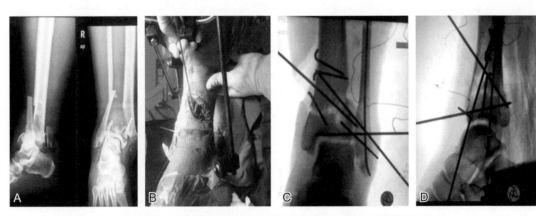

图 4-19　开放性胫腓骨远端骨折急诊清创＋外固定架固定术

四、术后处理及康复

根据骨折情况进行个体化康复处理。一般情况下，术后第 2 天开始肌肉等长收缩训练，可做足趾的伸屈活动，膝关节的伸屈运动，以及小腿肌肉的舒缩训练，促进功能恢复，也可以有效地促进肢体血液循环，及早消除肢体水肿。当肢体肿胀消退后，即可坐于床旁或者立于床边活动双下肢。术后早期下床活动不仅可以有效地避免下肢深静脉血栓形成，而且还可以改善患者肢体血液循环，利于骨折愈合，恢复关节功能，防止踝关节僵硬、足下垂的发生。

总之，外固定架为胫骨远端骨折，尤其是高能量损伤患者的软组织损伤处理、减少并发症等提供了治疗选择，术后采取有效的康复训练措施对尽早恢复关节功能具有积极意义。

（卢非凡　曹三利　刘大伟）

第七节　足踝部骨折

踝关节骨折占成人全身骨折的 6.78%，占成人胫腓骨损伤的 36.69%。治疗前详细的评估对于踝关节损伤的预后起到至关重要的作用。足部的骨折一般直接暴力所致，跟骨骨折多由高处坠落时足跟部着地引起，距骨骨折多由重物的打击、碾压引起。异常的足弓使足部需要承受额外的应力，长距离行走或大量活动容易引起疲劳性骨折。足部肿瘤往往会导致病理性骨折。

一、解剖及骨折分型

（一）解剖

踝关节由胫腓骨下端与距骨组成。距骨滑车关节面前宽后窄，足背屈时，较宽的前部进入关节，关节稳定；走下坡路时（跖屈）滑车较窄的后部进入窝内，踝关节松弛可做侧方运动。足有 26 块骨（不包括籽骨），由韧带、关节连接成为一个整体。跟骨是足骨中最大的骨，以骨松质为主，呈长而略有弓形。跟骨与距骨形成距跟关节。跟骨的载距突与距骨颈接触，支持距骨头并承担体重。跟骨上关节面与距骨远端形成距骨下关节，跟骨与骰骨形成跟骰关节。跟骨结节与第 1 跖骨头和第 5 跖骨头形成足的三点负重，并形成足弓，分别是内纵弓、外纵弓和前面的横弓。足弓是维持身体平衡的重要结构，具有弹性，能吸收震荡，可完成负重、行走、跑跳等动作。足部骨折若破坏了这一结构，将带来严重功能障碍。足部骨折的治疗目的是尽可能恢复正常的解剖关系和生理功能。

（二）骨折分型

临床上常见的踝关节骨折有两种分型，一种是 AO 分型，主要是根据腓骨骨折高度与下胫腓联合及胫距关系分型。另一种是 Lange-Hansen 分型，主要根据损伤机制分型，也是目前临床上应用最多的一种分型。Lange-Hansen 分型主要分为 4 种：旋后内收型、旋后外旋型、旋前外展型、旋前外旋型。其中 Lange-Hansen 分型的主要损伤特点如下。

1. *旋后内收型*　在踝关节平面以下腓骨横行撕脱骨折或外侧副韧带损伤，以及内踝垂直骨折。

2. *旋后外旋型*　前胫腓韧带断裂，腓骨远端螺旋形骨折，后胫腓韧带断裂或后踝骨折，内踝骨折或三角韧带撕裂。

3. *旋前外展型*　内踝横行骨折或三角韧带撕裂，联合韧带断裂或其附着点撕脱骨折，踝关节平面以上腓骨短、水平、斜行骨折。

4. *旋前外旋型*　内踝横行骨折或三角韧带撕裂，前胫腓韧带断裂，踝关节面以上腓骨短斜行骨折，后胫腓韧带撕裂或胫骨后外侧撕脱骨折。

足部其余部位的骨折多根据骨折的部位进行分型以用来指导临床治疗。

二、诊断

足踝部骨折的临床表现多为外伤后出现疼痛、肿胀、皮下瘀斑、局部畸形、不能行走。检查骨折部位时有局限性压痛。X线检查可明确骨折的类型、移位程度。必要时行CT检查以免漏诊。

三、外固定架适应证及禁忌证

外固定架为足踝部复杂骨折提供了一种不错的治疗选择。术中避开损伤或感染软组织部位，术后允许再调整以纠正残余力线偏差，以及具有微创、简便等技术特点，在处理足踝部复杂骨折时，显得更具临床应用价值。

对于严重骨折伴明显脱位的患者，内固定术后使用外固定架维持复位，可以允许患者早期的功能锻炼。维持足弓的关节多为微动关节，累及关节面的骨折或者压缩伴脱位的骨折，使用外固定架可以在闭合复位的情况下维持关节张力、复位关节面和促进关节的正常力线关系维持，达到微创治疗的效果。

外固定架使用的禁忌证比较相对，术后不能配合的患者为相对禁忌。

四、外固定架技术

对于踝关节骨折，外固定架适应证是胫骨远端波及关节面的复杂骨折，胫骨远端不能应用外固定架有效约束的踝关节骨折（如垂直暴力引起的Pilon骨折）、跗骨骨折和距骨骨折。使用的外固定架多为踝关节双侧三角式外固定架。分别在胫骨远近端、跟骨和跗骨（跗骨骨折在距骨侧）穿入3～4mm全针4枚，在两侧用两个三角形结构连接固定。固定时应进行适度牵伸以起到韧带牵引复位、约束碎骨块和维持一定关节间隙的作用，必要时亦可结合螺针内固定使骨折复位更加满意，具体详见胫骨远端骨折分节。

对于前足复杂性骨折，外固定架适应证是多发跗骨骨折，前足部复杂骨折、脱位，尤其是伴有严重软组织损伤的情况。开放或感染骨折，应首先常规清创。对伤口污染严重的开放性骨折和感染性伤口可以采用延期闭合伤口技术。基本操作顺序是复位、穿针与固定的交替式操作过程，即将骨折初步复位后，按顺序穿入骨折线远处和近处的钢针，骨折复位满意后进行整体固定。骨折闭合手法复位失败时，可做小切口直视下复位、穿针、固定。对于严重粉碎性骨折，难以解剖复位的，使用外固定架维持力线和功能位固定即可。对外固定架没有稳定的骨折块，必要时可结合有限内固定，如内固定螺钉等。钢针选在肌间隙穿针，可以穿在距骨、趾骨、跟骨和跗骨上，但要尽可能少或不穿越肌肉。钢针离骨折线或关节面的距离最好在2cm以上。

五、并发症

1.**进针部位骨折** 当进针点不是在距骨或趾骨的中心，偏移一侧，偏移侧的骨质少，在术中或术后易发生骨折。因此，穿针时应尽量于X线透视下在内外侧或前后侧骨皮质的中心进针固定。

2.**针道感染** 是外固定架最常见的并发症，需要早期及时进行有效局部治疗，否则可导致骨髓炎的发生，必要时要早期清除，同时给予抗生素治疗。

3.**神经损伤** 足背神经损伤，较少见，穿针需要在安全区进针，否则造成足背神经支的损伤。

4. 螺钉断裂　较少见，跨关节固定的外固定架，足弓的剪切力及应力较大，容易发生螺钉的断裂。

六、术后处理及康复

术后抬高患肢消肿，必要时应用脱水药物。抗生素预防感染。术后免负重，每天使用 75% 乙醇消毒针孔，根据骨折的粉碎和固定的牢靠程度，于术后 2～4 周进行主动及被动的背伸、跖屈锻炼。术后 12～16 周骨折愈合后可拆除外固定架。定期拍摄 X 线片，如发现骨折移位或畸形，要及时调整外固定（图 4-20 和图 4-21）。

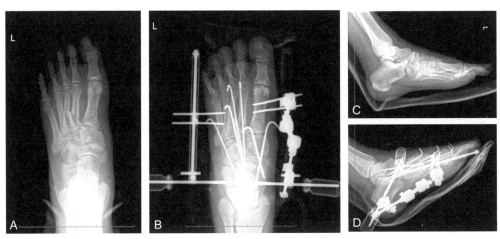

图 4-20　患者，男，34 岁。骑电动车发生交通事故致左足开放性骨折伴脱位，第 1～3 跖骨多发骨折伴脱位、楔骨多发骨折伴脱位、跟骨前下缘骨折、舟楔关节脱位、跟骰关节脱位，行左足多发骨折伴脱位切开复位，克氏针固定术 + VSD 负压吸引术

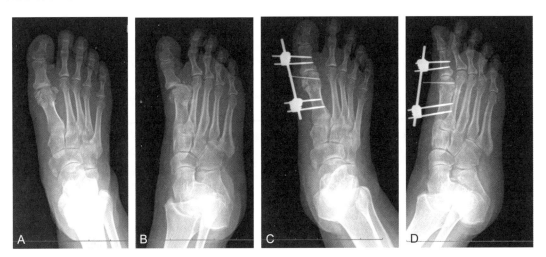

图 4-21　患者，女，55 岁。右足第 1 跖骨头骨折脱位，行右足第 1 跖骨骨折切开复位外固定架安置术 + 克氏针内固定术

（闫　延　曹三利）

参 考 文 献

冯旭晖, 2015. 外固定架治疗小儿股骨干骨折 84 例临床观察. 中国医药科学, (4):198-199, 205.

姜古威, 赵晓婷, 2012. 外固定架治疗儿童股骨干骨折 18 例. 中国社区医师, 14(12): 191.

邵擎东, 江伦发, 宣庆元, 2000. 非金属单侧外固定支架治疗股骨干骨折 32 例. 中国骨伤, (9):54.

韦盛旺, 石展英, 胡居正, 等, 2016. 外固定架结合有限内固定治疗儿童股骨远端骨折. 中国骨伤, 29(3):275-278.

Anderson SR, Nelson SC, Morrison MJ, 2017. Unstable pediatric femur fractures: combined intramedullary flexible nails and external fixation. J Orthop Case Rep, 7(4):32-35.

Andruszkow H, Pfeifer R, Horst K, et al, 2015. External fixation in the elderly. Injury, 46 Suppl 3:S7-S12.

Atik O S, Can F I, Sşenol M S, et al, 2016. Less invasive surgery using external fixator for the treatment of subtrochanteric femur fracture in a high-risk geriatric patient. Eklem Hastalik Cerrahisi, 27(2):100-102.

Erdem M, Gulabi D, Tuncay I, et al, 2018. Treatment of intraarticular joint fractures of the lower extremity with external fixators. Basic Techniques for Extremity Reconstruction: 129-165.

Evans E M, 1949. The treatment of trochanteric fractures of the femur. J Bone Joint Surg Br, 31B(2):190-203.

Evans E M, 1951. Trochanteric fractures；a review of 110 cases treated by nail-plate fixation. J Bone Joint Surg Br, 33B(2):192-204.

Fracture and dislocation compendium, 1996. Orthopaedic Trauma Association Committee for Coding and Classification. J Orthop Trauma, 10 Suppl 1:v-ix, 1-154.

Guo YC, Feng GM, Xing GW, et al, 2016. A meta-analysis of flexible intramedullary nailing versus external fixation for pediatric femoral shaft fractures. J Pediatr Orthop B, 25(5):466-470.

Jensen J S, 1980. Classification of trochanteric fractures. Acta Orthop Scand, 51(5):803-810.

Kong H, Sabharwal S, 2014. External fixation for closed pediatric femoral shaft fractures: where are we now?. Clin Orthop Relat Res, 472(12):3814-3822.

Mani US, Sabatino CT, Sabharwal S, et al, 2006. Biomechanical comparison of flexible stainless steel and titanium nails with external fixation using a femur fracture model. J Pediatr Orthop, 26(2): 182-187.

Parekh AA, Smith WR, Silva S, et al, 2008. Treatment of distal femur and proximal tibia fractures with external fixation followed by planned conversion to internal fixation. J Trauma, 64(3):736-739.

Parker M J, 1993. Garden grading of intracapsular fractures: meaningful or misleading?. Injury, 24(4):241-242.

Raaymakers E LFB, 2002. The non-operative treatment of impacted femoral neck fractures. Injury, 33 Suppl 3:C8-C14.

Scannell BP, Waldrop NE, Sasser HC, et al, 2010. Skeletal traction versus external fixation in the initial temporization of femoral shaft fractures in severely injured patients. J Trauma, 68(3):633-640.

Staeheli GR, Fraser MR Jr, Morgan SJ, 2012. The dangers of damage control orthopedics: a case report of vascular injury after femoral fracture external fixation. Patiengts Saf Surg, 6:7.

Testa G, Aloj D, Ghirri A, et al, 2017. Treatment of femoral shaft fractures with monoaxial external fixation in polytrauma patients. F1000Res, 6:1333.

第 5 章

外固定架在骨盆和脊柱中的应用

第一节　外固定架在骨盆骨折中的应用

骨盆骨折多为高能量暴力所致的严重创伤,其发生率占所有骨折的 1% ～ 3%。目前,交通伤、高处坠落及重物砸伤是造成骨盆骨折的重要原因。骨盆骨折虽然在骨与关节损伤中仅占少数,但死亡率及致残率均比较高,因而是骨科的急重症。

一、骨盆的应用解剖

骨盆由骶骨、两侧髂骨并借其周围韧带共同组成环形结构,环形结构是最稳定的组织形式之一(图 5-1)。前环由髋臼前部、两侧的耻骨支、坐骨支通过耻骨联合连接而成。耻骨联合前上方为致密的纤维组织形成的韧带,并与纤维软骨交织在一起,耻骨下方由单独的弓状韧带再次加强耻骨联合的稳定性。耻骨联合具有避免骨盆环塌陷,同时可以抵抗人体负重时产生向两侧的拉应力和剪切力。骨盆后环由骶骨及其两侧的髂骨、髋臼后部通过骶髂关节组成,通过众多韧带加强,形成极稳定的结构。骨盆后环是主要的负重结构,也是骨盆稳定的主要结构。其中,骶骨是骨盆后环稳定结构中的关键骨骼。骨盆后环的韧带结构包括骶髂前韧带、骶髂骨间韧带、骶髂后韧带、骶结节韧带及骶棘韧带等。

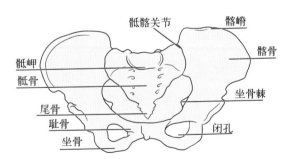

图 5-1　骨盆骨性结构(正常女性骨盆前上观)

骨盆是连接躯干和下肢连接的桥梁,骨盆的承重包括了后侧的承重弓和前侧的联结弓,其承重弓又分为站立负重时的股骶弓和坐位承重时的坐骶弓。站立时的体重由骶骨、骶骨翼,经骶髂关节、髂骨传导致髋臼再下传股骨。站立负重时的力学特点是重力致使两侧髋臼和髂骨受到压应力作用，从而使从后内向前外走向的骶髂关节产生向前移位之势；力量的传导致使前环遭受的是张应力作用，此时，前环张应力作用的功效是用以稳定骨盆、缓解骶髂关节所遭受的压应力。当然，骶髂关节后韧带群的韧带稳定作用也是显而易见的。当人处于坐位时，其体重则经上述途经传导后通过髋臼后侧传导到坐骨结节。因此，坐位时的力学特点主要为两侧骨盆壁承受挤压力作用后，力量的传导又使双侧坐骨结节产生分开倾向，此时耻骨支及耻骨联合可起支撑作用并产生牵拉张力来维持骨盆环的稳定。

骨盆环在任何水平面上遭受损伤使其环状结构被破坏时，都会影响骨盆整体稳定性。Tile 在进行骨盆环稳定性的研究中发现，切断耻骨联合，仅产生 2.5cm 的耻骨联合分离。如果同时切断耻骨联合和骶棘韧带则可产生大于 2.5cm 的耻骨联合分离，可使半骨盆出现向外旋转移位。如果在切断耻骨联合、骶棘韧带和骶结节韧带的同时还切断骶髂关节后韧带群，其伤侧半骨盆除可产生旋转不稳定外，还可造成半骨盆明显地向后方、上方移位，即骨盆的垂直不稳定。

骨盆前部主要容纳腹腔及盆腔内的脏器，与骨盆密切相关的脏器，在耻骨联合后方为膀胱，其下为尿道，当骨盆骨折累及耻骨支或耻骨联合时，可造成膀胱损伤或尿道损伤。骨盆后面两坐骨之间为直肠，女性为生殖道。坐骨支骨折移位可损伤直肠或阴道。骨盆壁与大血管、神经干密切相关。重要神经有骶神经、坐骨神经、股神经，骶神经自骶孔穿出，可因骶骨骨折移位而损伤。坐骨神经由骶髂前出坐骨大孔，累及坐骨大孔或髋臼后柱的骨折可能造成坐骨神经损伤。耻骨骨折可能造成股神经损伤。骨盆壁的大中血管很多，在后方有腰横动脉及髂内动脉的一些分支，以及臀上动脉。前面有与股神经相邻的髂外动脉、股动脉，前环损伤、耻骨骨折时，可损伤阴部内动脉或闭孔动脉。骨盆后壁有丰富的静脉丛，骨盆骨折时可损伤静脉丛及中血管，造成大量出血，导致失血性休克。

二、骨盆骨折的诊断

骨盆骨折多系高能量外力所致，常并发低血容量休克和脏器伤。根据患者受伤机制、体检和影像学检查，骨盆骨折诊断不难。在伴有严重颅脑损伤、重度胸部、腹部脏器损伤的多发伤中，常伴有昏迷、呼吸困难、休克等表现，骨盆骨折易被延迟诊断，甚至漏诊。

不稳定性的骨盆骨折伤者有下列表现：①下肢不等长或有明显的旋转畸形；②耻骨联合间隙显著变宽或变形，局部青紫、肿胀、淤血；③两侧髂前上棘到脐的距离（髂脐线）不等；④伤侧髂后上棘较健侧明显向后凸起；⑤骨盆有明显可见的变形。

对疑有骨盆骨折而血流动力学不稳定的患者，检查要轻柔，询问外伤史和视诊是最基本的。骨盆分离、挤压试验及伸屈髋关节检查应尽量避免，以免加重出血和疼痛。

骨盆骨折的合并伤发生率较高，而且常比骨折本身更为严重，应及时进行全面而仔细的检查，包括中枢神经系统损伤、腹内脏器伤、尿道及膀胱伤、直肠损伤，伴有软组织和内脏器官损伤的复杂骨盆骨折，伤情复杂而严重，早期病死率高。快速而准确的诊断是有效救治的关键。

骨盆骨折影像学检查：骨盆后前位 X 线片可显示构成骨盆诸骨的骨折、耻骨联合、骶髂关节骨折脱位，但后前位 X 线片常不能显示细小的骨折、关节移位的程度和隐匿的后环损伤。Tile 指出，骨盆后前位、入口位和出口位 X 线检查对骨盆环骨折创伤诊断的准确度达到 94%。CT 检查在骨盆骨折中有很大价值，可以显示 X 线不能发现的骶骨骨折、隐匿的骨折碎片及轻度的骨折、关节移位，还可显示骨盆内外软组织情况。CT 重建可从整体上显示骨盆损伤后的状态，为治疗提供更多信息。MRI 检查可发现骨盆部位的肌肉、肌腱、韧带、神经等软组织损伤和隐匿的骨盆应力骨折。

三、骨盆骨折分型

骨盆骨折的分型方法较多。目前国际上比较流行的是 Tile 分型法，Tile 以骨盆遭受的暴力为基础，根据受伤后骨盆环的稳定性将骨盆骨折分为 3 型。

1. Tile A 型　为稳定性骨折，包括 A1 型（不涉及骨盆环的骨盆骨折，如髂嵴或坐骨结节的撕脱骨折）；A2 型（骨盆环稳定或轻微移位的稳定骨盆骨折）；A3 型（骶骨、尾骨的横行骨折）。

2. Tile B 型　为旋转不稳定而垂直稳定骨折，包括 B1 型（开书样损伤，仅髂骨外旋不稳，前骨盆通过耻骨联合分离或前骨盆环骨折而开放，后骶髂和骨间韧带保持完整）；B2 型（侧方压缩性骨折，半侧骨盆内旋不稳，又可分成两个亚型，B2-1 型为侧方压缩损伤伴同侧骨折；B2-2 型有侧方压缩损伤，但骨折在对侧），B3 型（侧方压缩性骨折，双侧骨盆内旋不稳）。

3. Tile C 型　为旋转和垂直均不稳定性骨折，包括 C1 型（单侧损伤失稳），C2 型（双侧损伤失稳，一侧 C 型创伤而对侧为 B 型损伤），C3 型（双侧 C 型损伤，可伴有髋臼骨折）。

四、骨盆骨折的早期救治原则

严重骨盆骨折早期死亡的主要原因是大量失血、休克、感染及多脏器功能衰竭。早期抢救成功的关键是保证呼吸通畅，维持循环稳定，维持血流动力学平衡和稳定。要维持血流动力学稳定必须考虑两方面因素：①及时有效补充失血量；②尽早有效措施控制失血。有效的抗休克治疗、血管栓塞及外固定架固定不仅降低骨盆骨折早期的死亡率，而且也为严重骨折者后期处理提供了相对完整的骨构架，有助于提高患者治疗后的生活质量。

1. 输血、输液　选择上肢大静脉通路或者进行锁骨下静脉穿刺置管，快速扩充血容量，维持有效血循环的稳定。

2. 抗休克服　对于骨折端不稳定导致或增加出血的患者，由于它的夹板作用，能减少骨折断端出血。同时，抗休克服充气后对骨盆骨折有相对稳定作用，也有助于转运患者。应注意每 2 小时放气一次，以利于肌肉等组织获得血液再灌注，否则易导致骨筋膜室综合征。在紧急情况下使用床单一类的简单易获取物品折叠交叉通过腹前部固定骨盆也能起到类似临时止血的作用。

3. 血管造影动脉栓塞　在大量输血、输液和行骨盆外固定后，仍不能控制出血时施行。其方法是在局部麻醉下经股动脉穿刺插管，在 X 线透视监控下，在髂总动脉分叉处造影以显示血管，根据造影剂血管外溢判断出血部位，然后再对分支动脉做选择性动脉栓塞。

五、骨盆骨折的外固定治疗

严重的骨盆骨折常存有合并伤，早期大量失血致血流动力学极不稳定，应尽早稳定骨折，减少骨折移位和再损伤，可以减少失血，稳定血流动力学，提高患者生存率。创伤早期应用外固定架使复苏期病死率从 22% 降到 8%。急诊复苏期任何不稳定性骨盆骨折均可行外固定架，待病情稳定后，必要时再行内固定术。

骨盆骨折的外固定治疗技术难度较大，在选用外固定架治疗时除要注意穿针，还应仔细分析各种各样类型骨折的力学特点，采用相应的构型和结合相关技术才能获得满意的效果，做到不仅能挽救生命，而且能够恢复良好的骨盆结构。

1. **骨盆外固定架的基本构件**　骨盆外固定架基本构件由 3 部分组成：①固定针，构成外固定架与骨骼的连接。固定针可分为 2.5 ～ 3mm 直径的骨圆针与 3.5 ～ 4mm 螺纹针（钉）。②针杆连接固定。③固定杆，通过连接固定器与各固定针（钉）形成一个完整的固定系统（图 5-2）。

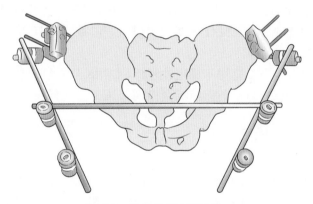

图 5-2　骨盆外固定架构件

2. **外固定的具体操作**

（1）外固定进针部位：髂嵴、髂前下棘到髋臼上缘区域、耻骨支、耻骨体。髂嵴部位穿针最方便，髂前下棘区骨皮质厚且致密，其固定最稳固。

（2）复位方法：骨折处取小切口，显露骨折端，耻骨部位复位较容易，髂骨翼后侧及髋臼区复位有时较困难，需要借助一定的器械及特殊的复位方式。复位后于各部位穿针固定。当后部的骨盆环有部分保留，单一的外固定能提供腹侧稳定性。

（3）穿针固定技术：选用直径 2.5mm 钻头钻开骨皮质，然后拧入直径 4.0mm 螺纹半针。髂嵴区进针方向：与矢状面成 15° ～ 20° 角，按照骨盆壁倾斜度穿入，保证钢针穿入内外层皮质之间。深度：5 ～ 6cm；针数：2 ～ 4 枚。髂前下棘区皮肤切开后，利用血管钳钝性顺肌纤维方向分离，形成皮下软组织豁口，置保护套管，朝骶髂关节方向拧入螺纹半针。髂前下棘区进针时不要穿入髋关节，耻骨区操作应注意保护好股部血管、神经及腹股沟管内的精索（男性）（图 5-3）。

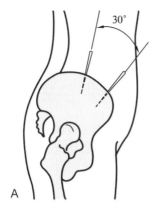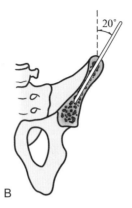

图 5-3 外固定穿针技术

骨盆伤侧髂嵴钢针组用短连接杆固定，髂前下棘区与耻骨区用钢针连接，再将上述两组钢针于伤侧骨盆形成半骨盆环式固定。根据骨折类型于腹壁前与对侧骨盆用组合式外固定架，以适当的作用力，适当的组合方式连接固定。腹部膨隆或需行腹部、骨盆区其他操作时，可"A"形、"∧"形、多层等形式连接（图 5-4）。

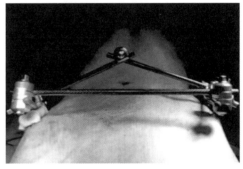

图 5-4 骨盆骨折外固定架外固定

（4）外固定技术

1）Tile B1 型骨盆骨折：表现为开书样损伤，骶髂关节后侧有完整的"张力带"，骨盆向外旋转不稳定。将两侧半骨盆使用关书样作用力内合复位，复位后拧紧连接杆各固定点螺丝进行固定。此时，骨外固定架与骶髂关节后韧带群共同组合成骨折与韧带的稳定模式，术后无须辅助下肢骨牵引。本型是外固定架治疗不稳定性骨盆骨折的最好适应证。外固定架固定时间一般为 4～6 周（图 5-5）。

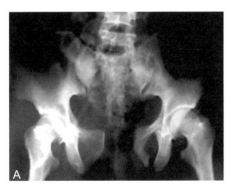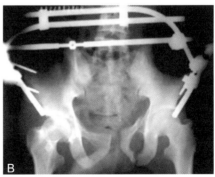

图 5-5 Tile B1 型骨盆骨折及外固定

A. 患者，男，53 岁。车祸致骨盆骨折（左侧耻骨支、坐骨支骨折，耻骨联合分离）；B. 外固定架治疗

2）Tile B2 型骨盆骨折：表现为关书样损伤，是由于骨盆遭受到侧方作用力所表现出的侧方压缩。将两侧半骨盆采取开书样外翻作用力复位后，拧紧各连接点固定夹以维持固定。髂骨翼压缩明显，复位后在中和位固定，辅以患侧下肢牵引。利用骶髂关节后

完整韧带群的协同作用，骨盆环也可获得满意固定。外固定架固定时间一般为 4 ～ 6 周（图 5-6）。

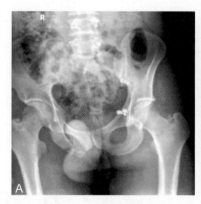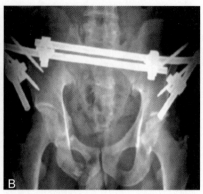

图 5-6　Tile B2 型骨盆骨折及外固定

A. 患者，男，47 岁。高处坠落伤致骨盆骨折（右侧耻骨支、坐骨支骨折、右侧骶髂关节损伤）；B. 外固定架治疗

3）Tile B3 型骨盆骨折：有 3 种表现形式。①双侧骨盆壁向外旋转不稳定；②双侧半骨盆向内旋转不稳定；③一侧向内旋转而另一侧向外旋转不稳定。双侧向外旋转不稳定性损伤，即双侧骨盆壁均遭受开书样外旋性损伤，可按 Tile B1 型骨折思路进行处理。双侧向内旋转不稳定性损伤，穿针、复位和固定均可参考 Tile B2 型骨折的要求进行操作，同样，以开书样反作用力进行复位和固定。一侧向内旋转不稳定而另一侧为向外旋转不稳定损伤，穿针并组成双侧钢针组后，内旋不稳定侧利用外翻力复位，对侧则内翻力复位，复位后应用中和力固定。

4）Tile C1 型骨盆骨折：因骨盆后侧限制性韧带损伤，骨盆的稳定结构遭到破坏，伤侧半骨盆完全不稳定，骨折复位后可利用健侧骨盆来维持伤侧的稳定。当伤侧骨盆表现为开书样损伤的 Tile C1 型骨盆骨折时，在双侧髂嵴、髂前下棘和耻骨区进行穿针，完成各相应钢针组的连接后，于腹壁前用可调节连接杆连接固定后，于骨盆前形成前环外固定架的环形构架。在拧紧外固定架各固定夹之前应先行骶髂关节复位，复位完成后应利用健侧骨盆来协助固定不稳定的患侧骨盆，将两侧髂嵴区钢针，利用对向牵伸力将两侧髂骨翼向内牵拉固定，以消除患侧半骨盆向后外上方移位。

当患侧骨盆表现为压缩性损伤的 Tile C1 型骨盆骨折时，此时骨盆腔容积减少，复位后应用外翻力固定，以消除半盆的内翻移位趋势，扩大盆腔容量。患侧耻骨、髂前下棘钢针与健侧半骨盆翼钢针连接，利用反向牵伸力借助健侧骨盆稳定力推移患侧半骨盆向下复位，最后将各组钢针连接成骨盆环状，减少向内的移位趋势，维持足够的骨盆腔容积。Tile C1 型骨盆骨折的外固定架固定时间一般为 8 周（图 5-7 和图 5-8）。

5）Tile C2 型骨盆骨折：指双侧半骨盆均受损，表现为一侧半盆旋转和垂直不稳定，另一侧仅为旋转不稳定。骨折复位后亦可利用仅有旋转不稳定的半盆来相对稳定存在旋转和垂直不稳定的另半盆。因存在明显再移位倾向，因此应于存在垂直不稳定侧下肢行骨牵引。

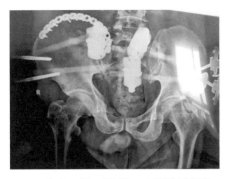

图 5-7 患者，男，59 岁。车祸伤致骨盆
骨折，行外固定架固定 + 髂骨钢板内固定

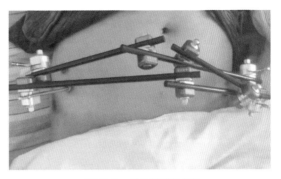

图 5-8 外固定架固定

　　Tile C2 型骨盆骨折应用外固定架时，穿针、组架及连接杆的连接形式均同 Tile C1
型骨盆骨折，由于旋转不稳定侧半骨盆可表现为向内旋转，也可表现为向外旋转，因此
旋转不稳定侧骨盆的复位固定分为以下两种情况：

　　①当旋转不稳侧表现为骨盆外旋时，可利用类似于 Tile C1 型骨盆骨折的处理，尽
量应用骶髂关节后侧韧带群的稳定性来协助对侧半骨盆稳定。

　　②当旋转不稳定侧半骨盆表现为内翻——关书样损伤时，可采用开书样作用力维持复
位和固定，连接杆采用与 Tile C1 型骨盆骨折一样的内下方牵拉力固定。但是当内旋不
稳定侧骨盆骶髂关节前侧压缩明显时，骨盆复位后，连接杆则应该使用中和力固定。外
固定架一般固定 8 周（图 5-9）。

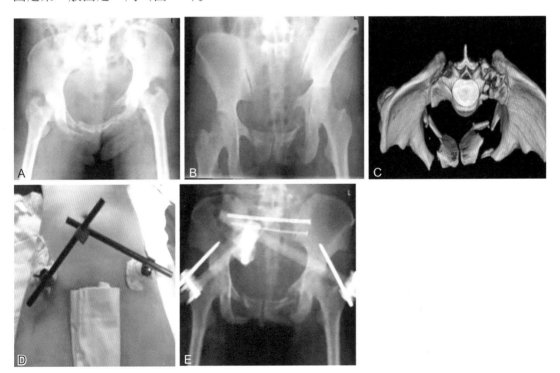

图 5-9 患者，女，27 岁。车祸致多发伤，骨盆骨折（双侧耻骨支、坐骨支骨折、左侧骶骨骨折、右侧
骶髂关节脱位），行外固定架固定及骶髂螺钉固定
A. 骨盆入口位 X 线片；B. 骨盆出口位 X 线片；C. 三维 CT 重建；D. 外固定架固定后所见；E. 术后 X 线片

6）Tile C3 型骨盆骨折：为双侧骶髂关节完全性损伤，双侧半盆均表现为旋转和垂直不稳定，因而无法利用一侧半盆来协助稳定另一侧。它不是单独应用外固定架固定术的适应证。但为了减少骨折的再移位、出血，稳定血流动力学，可暂时行骨盆前环外固定架，其外固定穿针、装组、复位和固定均如前所述，并要求组合形成同样的外固定架自身环式稳定构架。同时辅助双侧下肢持续骨牵引，维持垂直方向的复位和稳定。其外固定架带架固定时间可适当延长至8～12周。由于双侧骶髂关节存在多个方向的不稳定，即使骨盆前组装成环形固定形式并行双下肢骨牵引，亦难完全满足维持骨盆中立位的要求，因此有条件时，最好还是尽早行内固定术，或行内固定结合骨外固定架固定术。

（5）外固定架治疗的缺点及注意事项：外固定架治疗具有创伤小、操作简单易行、方便使用等优点，但也存在如下缺点：①在 C 型骨折中后部压力不够；②后部可能需要辅以内固定；③在肥胖患者中的使用受限，由于外固定架离骨盆环较远，因此稳定性较差；④针道感染、软组织刺激（取决于针道护理及软组织覆盖层的厚度）；⑤固定针的松动（取决于针插入的位置和针的型号）。

外固定架应用注意事项：①必须留有下腹部的手术入路；②固定针的长度不要过短，留长一点以便于后期进一步调整位置；③要预防术后肠麻痹的发生（框架应离皮肤＞ 5cm）；④固定针不要放得太靠近内侧，应给股动脉外侧留出足够的空间；⑤若骨折类型复杂，应在 X 线透视下进针。

（于乐文　向　阳）

第二节　外固定架在脊柱中的应用

一、概述

脊柱作为躯干中轴，构成胸腔和腹腔的后壁，肋骨得以附着，具有支持体重，维持重心，减缓冲击、保护脊髓和内脏的功能。脊柱疾病为临床常见疾病，其损伤机制和类型复杂。

随着生物力学、材料学、手术技术等的发展进步，脊柱椎弓根螺钉内固定系统被越来越广泛地应用于脊柱疾病，如脊柱骨折、脊柱退变、脊柱畸形等。但是外固定架作为一种经典的治疗方式，仍然在临床中用于治疗脊柱疾病，如 Halo 架用于治疗上颈椎骨折。并且随着技术的发展，有学者针对内固定手术需要较长时间、创伤大、出血多等特点，提出了新的脊柱外固定手术用于治疗脊柱骨折、感染等。文献报道的主要脊柱外固定方式是采用经皮椎弓根螺钉，于体外安装支架，通过体外加压促使椎体形态恢复，并予以固定，以维持脊柱的正常形态与功能。随着生物力学和材料学的发展，近年来脊柱外固定器也呈现多样化的发展，并且其临床应用范围逐渐扩大，由最初简单的脊柱骨折的治疗发展到现在多种脊柱疾病的治疗，主要有脊椎骨折整复外固定、椎体感染、脊柱矫形和诊断性腰痛外固定等。

另外，头盆环牵引作为一种常用的、治疗重度脊柱侧凸畸形的一种牵引方式，其采用颅骨钉、骨盆克氏针，分别在颅骨和骨盆安置固定环，在中间安装 4 根可调式支架，由于其固定范围内包含了整个脊柱，因此起到稳定、牵拉脊柱的作用。其也可以算作脊柱外固定架的一种。

二、适应证

1. **脊柱骨折**　经皮椎弓根脊柱外固定架早期主要用于脊柱骨折，具有较好的治疗效果。它可通过撬拨复位原理促使压缩性骨折椎体高度恢复，对于椎体爆裂性骨折，主要是利用患椎上下椎体的纵向牵拉与前后纵韧带的横向挤压作用促使爆裂椎体成形。我国在应用脊柱外固定架时多与其他方法联合运用，如 PVP、内镜、经皮椎弓根植骨等，可以同时达到椎体高度恢复、椎管减压、镇痛及促进骨折愈合等多重目的。但是随着脊柱内固定技术的进步和普及，患者对舒适性要求的提高，外固定技术用于脊柱骨折的场景在逐渐减少。

2. **脊柱矫形**　用于脊柱侧弯，矫形过程分为 2 个阶段。第 1 阶段先行前路或后路松解并半椎体切除，置入经皮椎弓根螺钉，安装脊柱外固定架，于凹侧缓慢撑开复位，以不出现疼痛或神经功能改变为标准，如出现，则暂停撑开，撑开 4 ～ 7cm。该阶段平均50 天。第 2 阶段，复位满意后，移除外固定，安装内固定系统以保持矫形成果，同时进行后外侧植骨。对于脊柱侧弯的矫形关键并不在于固定物的置入和固定，而在于如何通过前路或后路松解实现脊柱脊髓减压和在矫形过程中避免脊髓损伤或瘫痪。利用脊柱外固定架进行渐进性脊柱侧弯矫形可以有效避免神经损伤，但是耗时比较长。

重度脊柱侧弯畸形，由于其脊柱畸形严重，常伴有严重呼吸功能障碍、营养不良，甚至脊髓畸形等情况，其手术治疗难度大、围手术期风险高，是脊柱外科治疗的难点。头盆环牵引则常被引入治疗重度脊柱侧弯畸形，通过缓慢牵引、调整牵引高度，脊柱畸形逐渐改善，患者肺功能及营养状态随着畸形改善而逐步改善，提高患者的手术耐受性，增加矫形效果，降低围手术期手术风险。

3. **椎体感染或结核**　Magerl 最早应用脊柱外固定架时主要对象是椎体骨折和感染。通过经皮椎弓根针进行椎体灌注冲洗，并用经皮椎弓根脊柱外固定架进行临时固定，解决患者疼痛和稳定问题，便于感染控制。

三、禁忌证

一般来说脊柱外固定架无特殊禁忌证，用途较广泛，但有的外固定架还是存在禁忌证，如颈椎头环石膏背心外固定支架对颈椎损伤伴有完全性脊髓损伤的病例不适用，因患者存在感觉障碍，应用石膏背心固定会导致压疮及影响呼吸功能，应视为禁忌证。对于脊柱骨折伴截瘫或椎管内占位 > 50% 者，视为该方法的绝对禁忌证，而仅伴有轻微神经功能损伤患者可视为相对禁忌证，穿刺部位感染者宜需慎重。

四、并发症

脊柱外固定架具有创伤小、恢复快、三维稳定好、可控性强等优点，但是也存在一些问题，经皮椎弓根外固定术的主要并发症有：①针道感染，此为较常见也是较严重的并发症之一，外固定 2 周感染率 < 1%，而随着时间延长，感染概率增加；②螺钉松动和移位，与外固定时间长短有关；③矫正高度和角度丢失；④神经根或脊髓损伤，多为

定位不准或操作不当所致。头盆环牵引架，作为脊柱外固定架的一种，其也存在以上的并发症。

五、头盆环牵引用于脊柱矫形

极重度脊柱侧弯畸形的定义目前尚存在分歧，但是大多数文献认为脊柱侧弯 Cobb 角超过 90°～100°，伴或不伴后凸畸形，属于重度脊柱侧弯畸形；而当 Cobb 角 > 130° 时，则可归为极重度脊柱侧弯畸形。对于重度或极重度脊柱侧弯畸形，Cobb 角的大小并不能完全体现病情的复杂程度，而应该全面关注脊柱畸形的程度（侧弯、后凸、椎体旋转）、僵硬度、胸廓畸形程度、心肺功能及营养状态、既往治疗史，以及是否伴有脊髓畸形等。对脊柱畸形早期治疗的重视，在发达国家，重度或极重度脊柱侧弯畸形的患者逐渐减少；而在发展中国家，由于各种各样的原因，仍然存在一大部分重度或者极重度脊柱畸形患者急需治疗。

重度或极重度脊柱侧弯畸形的处理，是当前脊柱外科的难点，无论是畸形的有效矫正、躯干平衡的重建、还是脊髓安全保护及相关并发症的防治等方面均存在巨大的困难和风险。随着内固定及手术技术的进步，目前大多采用后路椎弓根螺钉内固定结合脊柱三柱截骨治疗重度、极重度脊柱侧弯畸形。对于极重度脊柱侧弯畸形的治疗，术前辅助牵引的作用得到广泛认可，包括头盆环牵引、Halo-Gravity 牵引、Halo- 股骨牵引等。根据我们的经验，头盆环牵引的牵引效果最佳，且患者适应牵引后，可以达到比较正常的生活状态，可以更好地完成呼吸及体能锻炼。

在我们医院收治的极重度脊柱侧弯畸形患者，通常选择分期治疗，即一期行头盆环牵引，二期根据牵引后的具体情况决定是否进行松解手术，若进行松解手术，术后可以继续采用头盆环牵引，进一步改善患者的脊柱畸形、呼吸功能，待牵引满意后，再行脊柱矫形内固定 + 头盆环拆除术。这样可以达到更好的治疗效果，提高患者的手术耐受性，降低手术风险，甚至为极重度脊柱侧弯后凸患者恢复"三平一正一改善：肩平、背平、髋平、血气正常、肺功能改善"提供了可能，让患者治疗后可以恢复更好的社会生活。

（一）头盆环牵引的手术技术方法

1. 患者右侧卧位，常规消毒铺巾。

2. 定位左侧髂前上棘与髂后上棘，骨盆针从左侧髂前上棘上方约 1cm 穿入，顺髂骨内外板之间通过，由髂后上棘处穿出，检查无误，在骨盆针上方约 1cm 处用同法再穿入另外一根骨盆针，用敷料包扎。

3. 将患者左侧卧位，同法在右侧髂骨穿入 2 根骨盆针。

4. 患者取仰卧位，在双侧耳郭上方约 0.5cm 处拧入 3 枚颅骨钉，双侧眉弓各拧入 2 枚颅骨钉，安装头盆环固定。

（二）头盆环牵引手术及牵引过程中的注意事项

1. 在骨盆针置入过程中，保持患者侧卧位，方向定位准确，避免伤及骨盆的脏器、血管及神经。

2. 颅骨钉置入时，要控制力度，在保证螺钉稳定、牢固的同时，避免穿破颅骨内板，引发颅内损伤如出血、感染等。

3.牵引过程中应定时观察患者神经功能症状，包括声音嘶哑、呛咳、吞咽困难；上肢麻木、无力，下肢无力，行走不稳，大小便困难等；若有异常，随时终止牵引，并降低牵引高度。

（三）典型病例

下面我们将以两例极重度脊柱侧弯后凸畸形患者的治疗来进行相关介绍。

1.病例一

（1）病例摘要：患者王某某，女，27岁。主因"发现后背部不平23年余"入院，诊断为①极重度脊柱侧弯后凸畸形；②胸廓畸形；③肺功能受损，极重度。采用分期治疗方案：一期行头盆环牵引术（2014年11月6日）；经持续头盆环牵引，间断调整牵引高度，患者脊柱畸形及肺功能明显改善。因患者脊柱畸形程度严重，遂于2015年10月16日在全身麻醉下行二期"脊柱后路松解术"；松解术后继续行头盆环牵引，调整牵引高度，患者脊柱畸形程度进一步改善，于2016年3月16日在全身麻醉下行三期"脊柱后路截骨矫形植骨融合椎弓根螺钉内固定术＋胸廓成形术＋头盆环拆除术"，手术过程顺利，术后恢复良好（图5-10）。

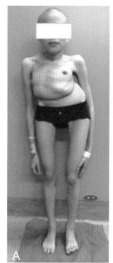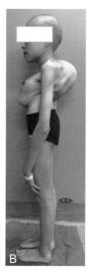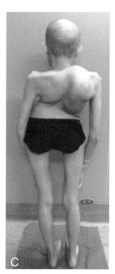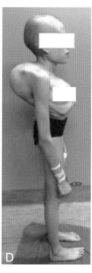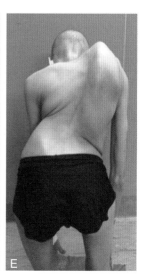

图 5-10　患者入院时的外观照

入院时影像学检查资料如下：X线片及CT提示脊柱侧弯后凸畸形，MRI未见脊髓明显异常（图5-11和图5-12）。

（2）外科治疗决策：根据患者病情严重程度，包括严重的脊柱侧弯后凸畸形及严重的呼吸功能受损，若直接行脊柱后路截骨矫形手术，将面临两个问题，一是患者呼吸功能差，患者难以耐受较大的手术，术后呼吸并发症可能增加；二是手术矫形难以完全改善患者脊柱侧弯后凸畸形，术后可能残留较大的脊柱侧弯。遂决定采用术前辅助牵引，经综合考虑后，决定使用头盆环牵引。最终经讨论后决定采用分期手术治疗，并辅以头盆环牵引；一期头盆环牵引，通过头盆环牵引，患者脊柱侧弯程度逐步改善，患者肺功能也有改善；二期根据牵引效果及牵引耐受情况，选择进行脊柱后路松解或进行脊柱后路截骨矫形内固定手术。

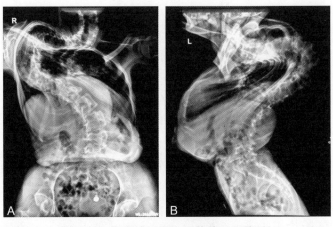

图 5-11　全脊柱正侧位 X 线片（入院时）

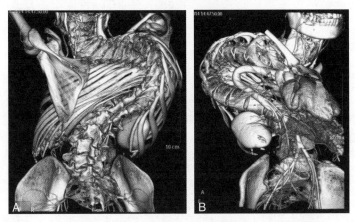

图 5-12　全脊柱三维 CT 及主动脉重建（入院时）

（3）治疗过程：一期行头盆环牵引术（2014 年 11 月 6 日）；经持续头盆环牵引，间断调整牵引高度，患者脊柱畸形明显改善，肺功能也明显改善（图 5-13 ～图 5-15）。

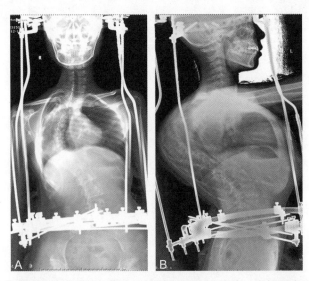

图 5-13　头盆环牵引 2 个月后，复查全脊柱正侧位 X 线片，脊柱侧弯后凸均有改善

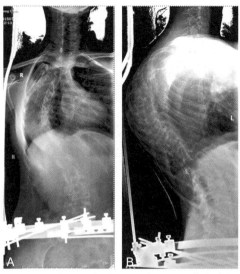

图 5-14　头盆环牵引约 10 个月后，患者脊柱侧弯后凸程度进一步改善

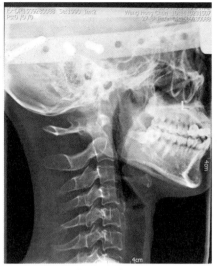

图 5-15　经过约 10 个月头盆环牵引，患者寰枢椎及寰枕间隙明显增宽

因患者脊柱畸形程度严重，遂于 2015 年 10 月 16 日在全身麻醉下行二期"脊柱后路松解术"（图 5-16 和图 5-17）。

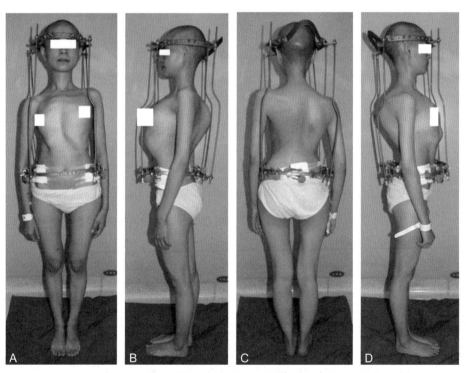

图 5-16　患者松解前，外观照，较入院时有明显改善

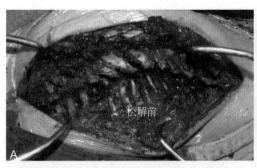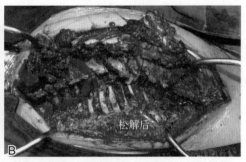

图 5-17　松解术中的图像，松解前图像可见患者脊柱严重侧弯后凸旋转畸形；术中行 4 处 Ponte 截骨，并以黑色丝线做标记，见松解后图像

松解术后继续行头盆环牵引，调整牵引高度，患者脊柱畸形程度进一步改善（图 5-18）。

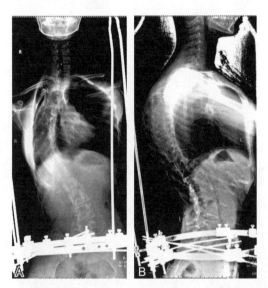

图 5-18　松解后继续牵引，见患者侧弯后凸程度进一步改善

于 2016 年 3 月 16 日在全身麻醉下行三期"脊柱后路截骨矫形植骨融合椎弓根螺钉内固定术 + 胸廓成形术 + 头盆环拆除术"，手术过程顺利，术后恢复良好，于 2016 年 4 月 24 日出院（图 5-19 ～图 5-21）。

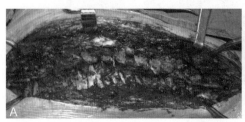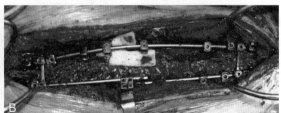

图 5-19　矫形前后术中图像

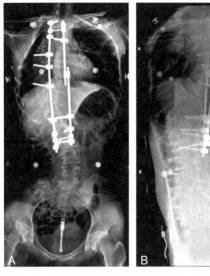

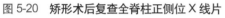

图 5-20　矫形术后复查全脊柱正侧位 X 线片

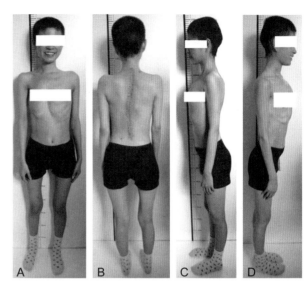

图 5-21　患者术后外观照，基本达到三平一正的目标，效果满意

（4）随访结果：5 年随访，患者无内固定松动断裂等远期并发症发生；患者日常生活能力正常，治疗效果满意。

（5）点睛之笔：治疗中，首先明确了患者的治疗目标，根据患者的实际病情及身体状况，制订分期治疗的策略，最终实现了治疗目标。

在治疗策略上，首先明确了采用牵引技术，将侧弯程度降低，并且同时辅助呼吸功能锻炼及体能锻炼等，提高患者的手术耐受性，降低围手术期风险，并争取获得更好的临床效果。综合评估可采用的牵引技术（头盆环牵引、Halo-Gravity 牵引、Halo- 股骨牵引）及结合我们的治疗经验后，决定采用头盆环牵引。因为头盆环牵引可以提供更大的牵引力量，达到更好地降低侧弯程度的牵引效果。当患者适应该牵引支架后，患者可以做到比较正常的生活状态，更好地完成呼吸及体能锻炼。该患者在牵引过程中，每天保持 2 小时以上的呼吸功能锻炼，并且每天爬楼梯（6 分钟爬 15 层楼，每天 6 次）进行体能锻炼。另外两种牵引方式均难以完成这样的锻炼方式。

当患者牵引过程中，第一次出现上颈椎间隙增宽，评估继续牵引可能造成脑神经损伤后，我们停止了牵引，然后对患者采用脊柱松解手术。松解后，继续牵引，达到了持续改进脊柱侧弯的临床效果，降低侧弯及后凸畸形的程度。

最后，在脊柱侧弯改善程度满意后经评估采用后路脊柱三柱截骨，可以达到治疗目标后停止牵引并进行终末术前准备。完善术前准备后，采用 VCR 截骨＋胸廓成形术，达到"三平一正"的治疗目标，术后患者满意。

2. 病例二

（1）病例摘要：患者杨某某，男，14 岁。主因"发现后背部不平 14 年，伴活动后心累、气促 2 年"于 2018 年 8 月 1 日就诊于我院。患者 14 年前无明显诱因出现后背部轻微后凸，未接受特殊诊疗，后凸逐渐加重，约 2 年前患者出现活动耐量降低，行走 500 ～ 600m 后心累、气喘明显，夜间不能平卧。入院前 1 个月，患者因气促、呼吸困难及双下肢水肿入住外院，经强心利尿、补钾、降肺动脉高压、改善心功能等治疗后症状好转。患者入住我科后完善相关检查，鼻导管 3L/min 吸氧状态下血气分析（2018 年 8 月 4 日）示二氧化碳分压（PCO_2）79.6mmHg，氧分压（PO_2）81.7mmHg；心脏彩超（2018 年 8 月 20 日）示右心增大，右心室壁增厚（前壁厚 7mm），三尖瓣反流（轻度），推测肺动脉压约 95mmHg，左心室顺应性降低；肺功能（2018 年 8 月 2 日）示 FVC 为 0.93L，实测值 / 预计值为 29.61%，FEV_1 为 0.64L，实测值 / 预计值为 24.55%，VC_{MAX} 0.93L，实测值 / 预计值为 29.25%，结论示极重度混合性通气功能障碍，以阻塞性为主，大气道气流中度受阻，小气道气流重度受阻，重度肺气肿，弥散功能重度降低，通气储备功能重度下降，过度通气，肺功能极重度受损；全脊柱正侧位、CT、MRI 检查示脊柱侧弯后凸畸形、胸廓畸形、寰枕融合、胸椎分节不良。考虑诊断为①先天性脊柱侧弯后凸畸形；②Ⅱ型呼吸衰竭；③慢性心力衰竭、心功能Ⅱ级、心脏扩大；④肺动脉高压，重度；⑤肺气肿，重度；⑥胸廓畸形；⑦三尖瓣反流，轻度。经讨论后，采用分期治疗方案：一期行头盆环牵引术（2018 年 8 月 20 日）；经持续头盆环牵引，间断调整牵引高度，患者脊柱畸形明显改善，心肺功能明显改善；因患者脊柱畸形程度严重，遂于 2019 年 5 月 15 日在全身麻醉下行二期"脊柱后路松解术"；松解术后继续行头盆环牵引，调整牵引高度，患者脊柱畸形程度及心肺功能进一步改善，于 2020 年 1 月 14 日在全身麻醉下行三期"脊柱后路截骨矫形植骨融合椎弓根螺钉内固定术 + 胸廓成形术 +Halo 骨盆环拆除术"，手术过程顺利，术后恢复良好，于 2020 年 3 月 6 日出院（图 5-22 和图 5-23）。

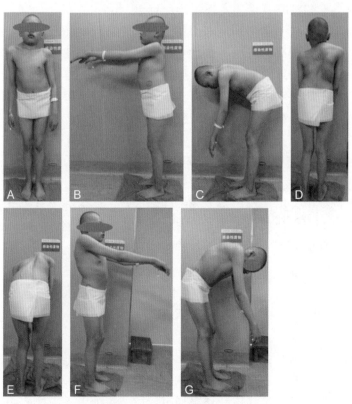

图 5-22　患者入院时的外观照

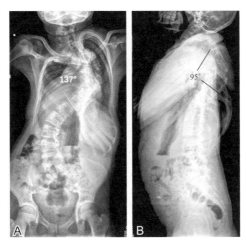

图 5-23　全脊柱正侧位 X 线片示脊柱侧弯后凸畸形，胸廓畸形，主胸弯 Cobb 角 137°，胸椎后凸 95°

全脊柱 MRI 检查示脊柱侧弯后凸畸形，脊髓未见明显异常；未见明显硬膜囊受压（图 5-24）。

（2）外科治疗决策：患者入院前已出现较为严重心肺功能受损表现，一期矫形手术

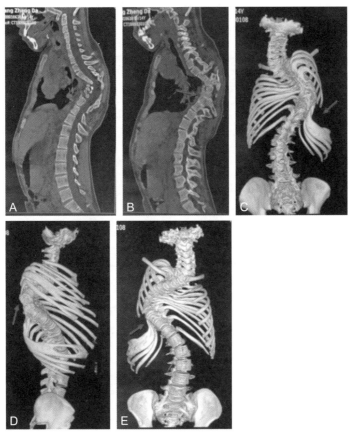

图 5-24　全脊柱 CT 及三维重建：

A. 寰枕融合；B. 胸椎分节不良；C ～ E. 肋骨缺如、并肋、胸廓畸形

麻醉与手术风险均较高。此外，结合患者畸形情况，一期矫形手术若想取得较好的矫形效果，必定伴随创伤大、出血量多、手术时间长等问题，患者身体无法耐受，还会增加患者围手术期主要并发症的发生风险。结合患者实际情况，入院后第一步治疗目标为改善患者心肺功能。患者为先天性脊柱侧弯，胸椎分节不良且主胸弯 Cobb 角达到 137°，胸椎后凸为 95°，因此早期治疗选择牵引力度更大的头盆环牵引。后期根据牵引效果及牵引耐受情况，选择行脊柱后路松解或脊柱后路截骨矫形内固定手术。

治疗目标：患者因脊柱胸廓畸形于青少年时期即出现心肺功能受损，严重影响患者生活质量及预期寿命，因此首要治疗目标为改善患者心肺功能，延长预期寿命；此外，患者正值青春期，严重外观畸形影响患者自我认同与心理健康，因此改善患者外观，重筑患者自信也是另一重要治疗目标。

根据我们提出的重度脊柱侧弯后凸畸形的治疗目标：三平一正一改善，肩平、背平、髋平，血气正常，肺功能改善；恢复患者矢状位平衡、冠状位平衡。达到治疗目标后，患者可以获得更好的治疗效果，恢复自信并更好地适应社会生活。但是无疑给医师提出了更高的治疗难度。

（3）治疗过程：患者入院后即行 BiPAP 模式下的无创呼吸辅助通气改善二氧化碳潴留程度，并于后续治疗过程中持续使用。

一期行头盆环牵引术（2018 年 8 月 20 日）；经持续头盆环牵引，间断调整牵引高度，患者脊柱畸形明显改善，心肺功能明显改善（图 5-25）。

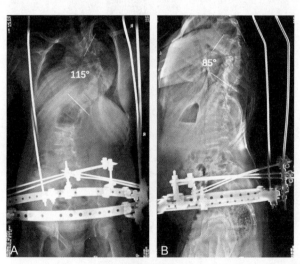

图 5-25　头盆环牵引 2 个月后（2018 年 10 月）复查脊柱正侧位 X 线片，示脊柱侧弯后凸畸形较前明显改善，主胸弯 Cobb 角由 137° 减小至 115°，胸椎后凸由 95° 减小至 85°，冠状面、矢状面平衡较前均有明显改善

2018 年 12 月 5 日复查血气分析显示患者 PCO_2 由入院时 79.6mmHg 下降至 56.7mmHg，复查肺功能示各项指标较入院时明显改善，进一步证明牵引治疗辅助呼吸锻炼能有效改善患者心肺功能，为该病例下一阶段的治疗提供了良好基础。

第一阶段的牵引治疗共持续 9 个月。2019 年 2 月 14 日复查肺功能示 FVC 为 1.25L，实测值 / 预计值为 39.72%，FEV_1 为 1.10L，实测值 / 预计值为 41.73%，VC_{MAX} 为 1.27L，

实测值 / 预计值为 39.83%，均较入院时显著改善（入院时 FVC 为 0.93L，实测值 / 预计值为 29.61%，FEV_1 为 0.64L，实测值 / 预计值为 24.55%，VC_{MAX} 为 0.93L，实测值 / 预计值为 29.25%）；2019 年 4 月 10 日复查心脏彩超示右心增大，右心室肥厚，三尖瓣反流（轻度），推测肺动脉压由入院时 95mmHg 下降至 61mmHg；2019 年 5 月 11 日复查血气分析显示患者 PCO_2 为 52.2mmHg，考虑患者残留畸形较大，脊柱柔韧性较差，评估患者心肺储备已可耐受脊柱全身麻醉手术，故于 2019 年 5 月 15 日在全身麻醉下行"脊柱后路松解 + 椎弓根螺钉置入术"（图 5-26 ～图 5-28）。

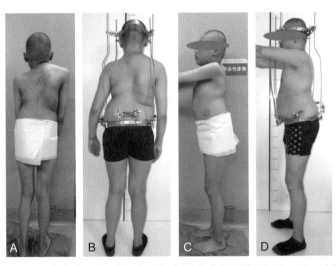

图 5-26　治疗前（A、C）外观与牵引 9 个月后外观（B、D）对比

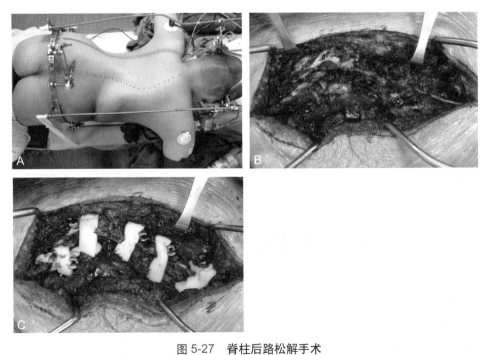

图 5-27　脊柱后路松解手术

A. 俯卧位标记手术节段；B. 暴露；C. 多节段 SPO（明胶海绵覆盖处）及椎弓根螺钉置入

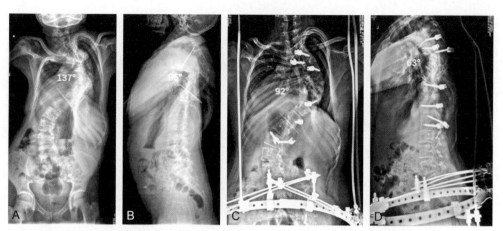

图 5-28 松解术后全脊柱正侧位 X 线片示冠状面 Cobb 角由入院初 137° 减小至 92°（A、C），矢状面后凸 Cobb 角由入院初 95° 减小至 63°（B、D）

松解术后开始第二阶段牵引治疗，继续辅以呼吸体能训练，并密切观察患者牵引过程中是否出现神经受损症状。第二阶段的牵引共持续 7 个月。2019 年 11 月 12 日复查肺功能示 FVC 为 1.62L，实测值 / 预计值为 34.9%，FEV_1 为 1.45L，实测值 / 预计值为 37.8%，VC_{MAX} 为 1.63L，实测值 / 预计值为 35.5%，均较入院时进一步改善（入院时 FVC 为 0.93L，实测值 / 预计值为 29.61%，FEV_1 为 0.64L，实测值 / 预计值为 24.55%，VC_{MAX} 为 0.93L，实测值 / 预计值为 29.25%）；2019 年 11 月 8 日复查心脏彩超示右心轻度增大，右心室肥厚，三尖瓣反流（少量），推测肺动脉压由入院时 95mmHg 下降至 51mmHg；2019 年 12 月 3 日复查血气分析显示患者 PCO_2 为 46.1mmHg，PO_2 为 67.9mmHg。以上各项指标较松解术前亦有显著改善。

历经 16 个月牵引联合松解手术治疗及呼吸体能锻炼，患者已彻底摆脱呼吸衰竭的困扰，由 Ⅱ 型呼衰改善至低氧血症，肺动脉压亦下降至 51mmHg，同时患者脊柱畸形也获得了明显改善，已具备接受后路脊柱矫形手术的条件，故于 2020 年 1 月 14 日在全身麻醉下行"脊柱后路截骨矫形植骨融合椎弓根螺钉内固定术 + 胸廓成形术 +Halo 骨盆环拆除术"（图 5-29 ～图 5-32）。

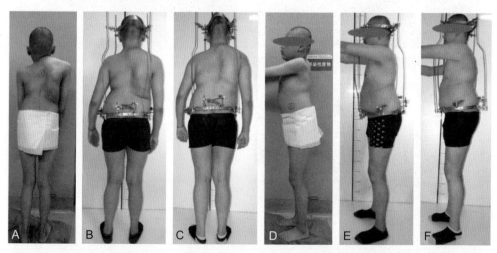

图 5-29 治疗前（A、D）外观、松解手术前外观（B、E）与矫形手术前外观（C、F）对比

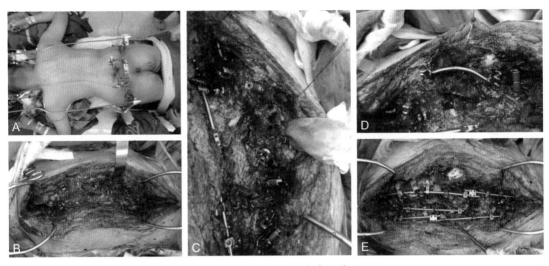

图 5-30　矫形手术术中图像

A. 体位摆放；B. 小心显露；C. 置钉 + 凹侧临时固定 + 暴露截骨部位；D. 截骨完成；E. 截骨矫形 + 胸廓成形

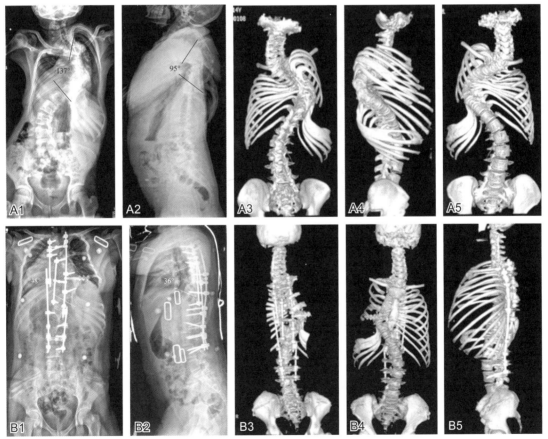

图 5-31　入院初（A1 ～ A5）与矫形术后（B1 ～ B5）影像学对比。主胸弯 Cobb 角由 137°减小至48°，矫正率为 64.9%；胸椎后凸由术前 95°减小至 36°，矫正率为 62.1%，术后冠矢状面平衡均较术前有明显改善

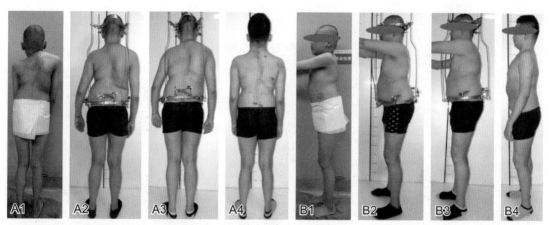

图 5-32　治疗前（A1、B1）外观、松解手术前外观（A2、B2）、矫形手术前外观（A3、B3）与矫形术后外观（A4、B4）对比

（4）随访结果：1年随访，患者无内固定相关并发症发生，亦未诉特殊不适，复查血气符合低氧血症诊断，日常生活能力正常，治疗效果满意。

（5）点睛之笔：本例患者患有先天性脊柱侧弯后凸畸形伴肺动高压、Ⅱ型呼吸衰竭，同时伴有重度胸廓畸形。对该例患者的治疗目标主要有以下几个方面：①明确心肺功能受损病因，改善心肺状态；②矫正脊柱畸形，改善患者外观，提高自我满意度；③矫正胸廓畸形，重建胸廓结构，支撑呼吸功能恢复；④保证治疗过程与围手术期安全性，降低术后并发症的发生概率。在治疗过程中，我们采用了一期头盆环牵引联合无创呼吸辅助通气与呼吸功能锻炼，初步改善了患者的心肺功能，为在全身麻醉下行脊柱松解手术创造了条件，此后，二期松解术后持续牵引与锻炼进一步使患者脊柱胸廓畸形及呼吸循环状态得到改善，同时一期与二期的长时牵引增加了患者脊髓神经对手术的耐受程度，提高了矫形手术的安全性。终末矫形手术在全程神经监护下进行，得益于前期牵引治疗阶段取得的脊柱畸形与心肺功能改善，终末截骨矫形取得了良好的手术效果，且围手术期及随访阶段无神经、心肺及内固定相关并发症发生。成功达成了对该例患者的治疗目标。

在本例患者中，我们未使用内科药物亦取得了对肺动脉高压的良好治疗效果，显示了牵引联合无创辅助呼吸治疗与呼吸功能锻炼对该类疾病治疗的良好前景。重度脊柱畸形患者合并肺动脉高压的病理生理原理被认为是严重脊柱畸形加之脊柱旋转导致的严重胸廓畸形限制了肺部发育或肺部扩张，产生低氧，继而发生发展为肺泡换气不足相关肺动脉高压。先天性脊柱发育畸形的患者多合并肋骨发育异常，后者也能成为导致肺功能受损的叠加因素。既往研究报道，19%～50%的先天性脊柱畸形患者合并有肋骨发育异常，尤其是单侧肋骨融合。Xue 等通过对218例先天性脊柱侧弯患者的分析发现胸弯度数与是否合并肋骨融合与肺功能恶化程度显著相关。基于此，我们于本例患者终末矫形手术中行胸廓成形，矫正患者肋骨畸形，重建胸廓结构，为术后呼吸功能恢复提供了良好支持。

综上，对于重度先天性脊柱侧弯合并Ⅱ型呼吸衰竭伴肺动脉高压的病例的治疗目前少有相关报道，借助于已有治疗手段与同型病例相似报道，我们成功完成了对这一疑难病例的治疗，治疗效果满意，为后续同类病例及该领域从业者提供了宝贵诊疗意见。

（梁益建　赵　登　蒋登旭）

参 考 文 献

蔡郑东 .2002. 骨盆外科学 . 上海 : 第二军医大学出版社 .

李起鸿，许建中，2009. 骨外固定学 . 北京 : 人民卫生出版社 .

刘家明，沈建雄，2012. 重度脊柱侧凸围手术期处理的研究进展 . 中华外科杂志，50(1):81-84.

刘利民，雍宜民，沈惠良 .2000. 不稳定型骨盆骨折骨外固定技术的应用 . 中华创伤杂志,16(1):10-13.

孟和，1993. 中国骨折复位固定器疗法 . 北京 : 北京医科大学中国协和医科大学联合出版社 .

王秋根，张秋林，2006. 现代外固定支架治疗学 . 北京 : 人民军医出版社 .

王文军，陆凌云，宋西正，等 2006. 经皮椎弓根钉外固定系统联合椎体成形术治疗胸腰椎骨折 . 中国脊柱脊髓杂志，16(9):663-666.

王亦璁，2007. 骨与关节损伤 . 北京 : 人民卫生出版社 : 1098-1148.

夏和桃，2013. 实用骨外固定学 . 北京 : 人民卫生出版社 .

胥少汀，葛宝丰，徐印坎，2005. 实用骨科学 . 北京 : 人民军医出版社 .

赵登，梁益建，汪飞，等，2018. 三平一正：极重度脊柱侧弯畸形手术矫形治疗目标 . Advances in Clinical Medicine, 08(3):312-317.

郑召民，王华峰，刘辉，2014. 复杂性重度脊柱畸形　我们应该关注什么？. 中国骨与关节杂志，3(12): 886-889.

朱锋，邱勇，王斌，等，2010. 伴呼吸衰竭脊柱侧凸的围手术期处理及治疗策略 . 中华骨科杂志,30(9):860-864.

Canale ST, Beaty JH, 2013. 坎贝尔骨科手术学 . 第 12 版 . 王岩，译 . 北京 : 人民军医出版社：2593- 2606.

Hsu LC，2004. Halo-pelvic traction: a means of correcting severe spinal deformities. Hong Kong Med J, 20(4):358-359.

Koller H, Zenner J, Gajic V, et al，2012. The impact of halo-gravity traction on curve rigidity and pulmonary function in the treatment of severe and rigid scoliosis and kyphoscoliosis: a clinical study and narrative review of the literature. Eur Spine J, 21(3):514-529.

Lenke LG, Newton PO, Sucato DJ, et al，2013. Complications after 147 consecutive vertebral column resections for severe pediatric spinal deformity: a multicenter analysis. Spine (Phila Pa 1976)，38(2):119-132. DOI: 10.1097/BRS.0b013e318269fab1.

Newton PO, FD Faro, S Gollogly, et al，2005. Results of preoperative pulmonary function testing of adolescents with idiopathic scoliosis. A study of six hundred and thirty-one patients. J Bone Joint Surg Am，87(9): 1937-1946.

Olson SA, Pollak AN, 1996. Assessment of pelvic ring stability after injury. Indications for surgical stabilization. Clin Orthop, (329):15-17.

O'Brien JP, Yau AC, Smith TK, et al, 1971. Halo pelvic traction. A preliminary report on a method of external skeletal fixation for correcting deformities and maintaining fixation of the spine. J Bone Joint Surg Br, 53(2):217-229.

Rawlins BA RB Winter, JE Lonstein, et al, 1996. Reconstructive spine surgery in pediatric patients with major loss in vital capacity. J Pediatr Orthop. 16(3): 284-292.

Seligson D, Mauffrey C, Roberts CS, 2012. External Fixation in Orthopedic Traumatology. London: Springer.

Sponseller PD, Takenaga RK, Newton P, et al, 2008. The use of traction in the treatment of severe spinal deformity. Spine, 33(21):2305-2309.

Sucato DJ, 2010. Management of severe spinal deformity: scoliosis and kyphosis. Spine (Phila Pa 1976), 35(25):2186-2192. DOI: 10.1097/BRS.0b013e3181feab19.

Suk SI, Chung ER, Kim JH, et al, 2005. Posterior vertebral column resection for severe rigid scoliosis. Spine (Phila Pa 1976), 30(14):1682-1687. DOI: 10.1097/01.brs.0000170590.21071.c1.

Suk SI, Chung ER, Lee SM, et al, 2005. Posterior vertebral column resection in fixed lumbosacral deformity. Spine (Phila Pa 1976), 30(23):E703-710. DOI: 10.1097/01.brs.0000188190.90034.be.

Suk SI, Kim JH, Kim WJ, et al, 2002. Posterior vertebral column resection for severe spinal deformities. Spine (Phila Pa 1976), 27(21):2374-2382. DOI: 10.1097/00007632-200211010-00012.

Weinstein SL, DC Zavala, IV Ponseti, 1981. long-term follow-up and prognosis in untreated patients. J Bone Joint Surg Am, 1981. 63(5): 702-712.

Yu B, Zhu K, Zhao D, et al, 2016. Treatment of Extreme Tuberculous Kyphosis Using Spinal Osteotomy and Halo-Pelvic Traction: A Case Report. Spine (Phila Pa 1976), 41(4):E237-241. DOI: 10.1097/BRS.0000000000001195.

第 6 章

外固定架在骨科其他方面的应用

第一节 骨 不 连

一、概述

（一）骨不连定义

骨不连（nonunion）又称为骨折不愈合，指骨折经过治疗，超过一般愈合时间 6 个月，且延长治疗 3 个月仍未达到骨性愈合。美国食品药品监督管理局专门小组将骨不连定义为损伤和骨折后至少 9 个月，骨折端仍无骨化称为延迟愈合，3 个月没有进一步愈合倾向称为骨不连。

临床上的骨折，即使在同一部位，如条件不同，愈合时间也可以有很大差别。因此，临床上骨不连的确定主要是依据症状和 X 线表现，视其愈合的情况而定，时间只作为参考（图 6-1）。

对于一般骨不连，仅加强固定强度和稳定，或延长固定时间难以治愈，通常需要采用双边式、半环槽式或全环形外固定架进行加压固定；或手术切开，刮除硬化骨，凿通髓腔，骨松质植骨；术后再辅以电磁刺激、骨髓注射等辅助疗法方可获得治愈。

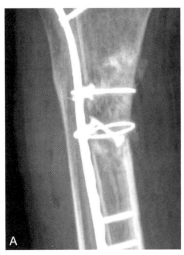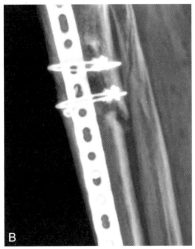

图 6-1 骨不连

（二）骨不连分类

骨不连的分型十分重要，它对病因学的了解和后续治疗的决策具有重要的临床指导意义。

根据 Weber-Czech 的方案，骨不连首先根据骨折处是否具有生物学反应分为活性骨不连（肥大性骨不连）和非活性骨不连（萎缩性骨不连），肥大性骨不连进一步分为象足型骨不连、马蹄型骨不连和营养不良型骨不连。

1. 肥大性骨不连（图 6-2）　骨折端有足量的骨痂形成，但没有骨桥连接，一般而言这种骨不连是由于骨折的不稳定造成的，而骨折端的生物学行为良好，也就是成骨能力未受到影响。这与手术方法不当、固定不正确及过早活动有关。象足型骨不连富含钙组织，常由过早负重或复位后骨折的活动部分固定不牢引起。马蹄型骨不连则表现为轻度增生，但缺乏钙质，通常由不稳定性骨折固定引起。营养不良型骨不连的特点为缺乏钙质，通常由骨折错位、断端牵拉及骨折处对位不良的内固定引起。肥大性骨不连对治疗反应良好，并通过钢板、髓内钉固定或外固定获得稳定的固定。

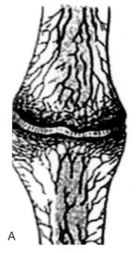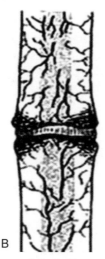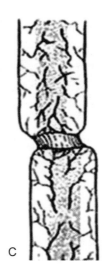

图 6-2　肥大性骨不连
A. 象足型；B. 马蹄型；C. 营养不良型

2. 萎缩性骨不连（图 6-3）　萎缩性骨不连的特点是缺乏骨痂，骨折末端缺乏血供而难以愈合。萎缩性骨不连又可分为断端扭转性骨不连、粉碎性骨不连和缺损性骨不连。断端扭转性骨不连由骨断端缺乏血管引起，一般发生于存在多个粉碎性无血供骨折块时。缺损性骨不连则为骨折断端的大块缺损引起骨折断端间隙过大所致。通常间隙被缺乏成骨潜能的无血管瘢痕组织所填充。这种骨不连由于骨折端存在间隙、感染和血供不良而难以治疗。

3. 感染性骨不连　这种骨不连由于感染造成（图 6-4），其生物学功能很差，因而其类似于萎缩性骨不连，常有节段性骨缺损。因为软组织覆盖不充分、血管供应不良及固定装置松动，常需积极治疗。

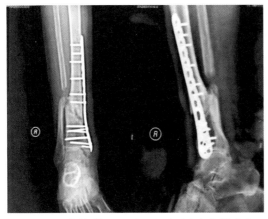

图 6-3 骨萎缩性骨不连，骨折近端萎缩变细，髓腔未见明显闭塞

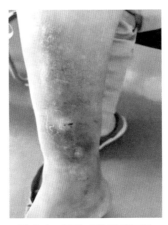

图 6-4 胫骨感染性骨不连

（三）骨不连的判断标准

骨折愈合是一个经历血肿炎症机化期、骨痂形成期、骨痂塑形期的复杂生物学过程。骨折愈合的判断需要结合体格检查和影像学结果进行综合分析。

1.骨不连的诊断 骨折治疗 9 个月后，患肢仍然出现疼痛和反常活动则高度怀疑骨不连。实施内固定的骨折，即使发生了骨不连，只要内固定牢固，反常活动也不会出现。内固定 9 个月后钢板断裂，可以明确诊断为骨不连。

2.骨不连的影像学评估 通过 X 线片，该病的诊断率可达 90% 以上。表现为骨折间骨小梁不连续，骨折端存在间隙，骨折端硬化，骨髓腔封闭，骨折端萎缩变细，骨质疏松，内固定物失效，假关节形成，应力位骨折不稳定。

CT 可以更精确地评估骨不连的范围和程度，但需去伪影干扰处理。

3.其他检测方法的考虑 临床中常用的影像学检查方法还包括骨定量超声、MRI 等。超声仅用于胫骨，存在测量误差，且探测深度不够。MRI 软组织分辨率较高，可观察到纤维性骨痂，但不适于对骨折金属固定患者进行成像。核素骨扫描较 X 线可早期观察到骨折愈合的进展程度，评估骨折愈合情况，为进一步的临床治疗提供客观的指导依据。

二、骨不连的治疗

应用骨外固定架治疗骨不连具有创伤小、局部感染条件下仍可使用、断端应力分布均匀等优点。近年来，有关骨愈合基础理论的研究，以及相关学科的发展和对骨不连认识的加深，在治疗方法改进与疗效提高方面均取得重要进展。临床上采用骨断端间加压外固定治疗骨不连已取得成功。但是，用加压外固定架治疗骨不连时，必须注意对外固定架的选择。应用之前，应仔细询问病史，分析原因，不同类型选择不同的处理方法。当放置外固定架时，术前计划是必不可少的。必须避免或尽量减少对现有解剖结构的损害，包括肌肉、肌腱、神经和血管。建议在解剖安全区域进行置针，以避免这种损坏。通常安全区位于最表浅的骨骼区域，避开神经血管区域。外固定架构型整体上要求加压装置和牵开装置，每次手术及固定器械均需复习骨外固定的穿针原则。单平面单侧外固定犹如加压钢板内固定，骨断端间应力分布不均，为偏心受力。多平面穿针外固定可对骨断端均匀施力。半环槽式外固定架是采用克氏针交叉穿针，增加钢针数、增大钢针直径与加压固定，既能提高骨外固定刚度，又能显著降低应力遮挡率。

1. **骨不连外固定治疗的适应证**

（1）无骨缺损的稳定性骨不连，无须切开显露骨断端，可直接经皮穿针加压骨外固定。

（2）对于不稳定性骨不连，可先切开适当修整骨断端和整复对位，然后接受轴向加压固定。

（3）感染性骨不连：控制感染、去除骨折端的死骨和肉芽组织，需要骨移植、骨搬运等方式完成骨连接。如骨缺损＜3cm不伴有肢体短缩，可先施行病灶清除，待有新鲜肉芽组织形成时，再施行自体骨植骨术。若骨缺损＞3cm，＜8cm且伴肢体短缩者，可清创后直接加压骨缺损断端，同时或二期干骺端截骨延长恢复骨长度；若骨缺损＞8cm，则行骨折端清创旷置，一期或二期行干骺端截骨骨节段转位延长。

（4）多次手术失败的骨不连，这种骨不连的局部因有较多的纤维瘢痕组织，骨断端的成骨能力和血供亦因多次剥离和内固定而显著降低，加压外固定能为这种骨不连的骨愈合提供有利的生物力学条件。

2. **骨不连治疗方案的临床决策**　首先明确是否为感染性骨不连。感染性骨不连的治疗策略与非感染性骨不连的治疗策略相比，差异较大，应特殊对待。前者多采用骨搬运的方法，优点是能彻底切除感染段死骨，完全控制感染，并通过骨搬运的方法修复骨缺损，实现骨愈合，降低再骨折的发生率。

非感染性骨不连的治疗决策核心在于分辨造成骨不连的原因是机械稳定性欠缺，还是生物学环境破坏严重。对于局部生物环境破坏的非感染性骨不连，以局部刺激为主，方法包括去除硬化骨、打通髓腔、植骨、红骨髓注射等。对于机械稳定性欠佳的非感染性骨不连，以骨折端稳定为主。

三、骨外固定加压治疗骨不连

1. **术前准备**

（1）摄X线片了解骨不连的特点，决定是否需要修整骨端和整复对位。

（2）选择骨外固定架：并非所有的骨外固定架都能用于治疗骨不连，应选用能可靠提供牢固固定和允许患者离床进行早期功能锻炼的外固定架。半环槽式外固定架轻便，交叉穿放直径为2～2.5mm克氏针构成三维立体固定，且富有弹性，功能锻炼时可产生生理性应力刺激，有利于骨不连愈合。

2. **麻醉与体位**　成人和较大的儿童可根据骨不连部位选用硬膜外、蛛网膜下腔阻滞麻醉或臂丛阻滞麻醉。年幼儿童宜用全身麻醉。患者取仰卧位，用枕垫高患肢，以便术中穿针。

3. **穿针原则**　以胫骨干中下段骨不连为例，介绍应用半环槽式骨外固定架施行轴向加压骨外固定的操作步骤。

（1）稳定和骨端无错位的骨不连

1）截断腓骨：先行腓骨截骨以消除其对胫骨的支撑作用。在小腿中1/3外侧做长约4cm直切口，显露腓骨，在骨膜下横行或斜行切除1cm长的一段。间断缝合骨膜与皮肤切口。术中注意保护腓深神经。

2）通常需在 3 个平面穿针：在距骨折线上下各 5 ～ 7cm 处穿放第 1 组和第 2 组骨圆针，每组的 2 根钢针在同一平面骨内交叉成 25°～ 45°角。再于远心段干骺端部横行穿放 1 根钢针以增强固定的稳定性。各组钢针要尽可能保持相互平行，骨圆针直径以 2mm 为宜。

3）组装骨外固定架：紧依钢针套放槽式稳定弓于肢体，先安放小腿前侧螺杆将弓环定位，再安放弓环两侧的螺杆使各稳定弓连接固定。最后用钢针固定夹通过沟槽将各针端牢牢固定于稳定弓（图 6-5）。

4）骨断端间加压固定：组装外固定后，向中心拧旋近心螺杆上的螺母使骨断面紧密接触。骨断端间隙较大，一次难以完全消除者，术后 1 周可再适当加压 1 次或数次，直至 X 线片示骨断端间隙最小。如腓骨已愈合，则应在加压固定胫骨前先斜行截除 2cm 左右腓骨，防止腓骨产生对胫骨不连断端的应力遮挡。不稳定性和错位的骨不连应先适当修整骨断面和整复对位，使断端能接受加压固定。

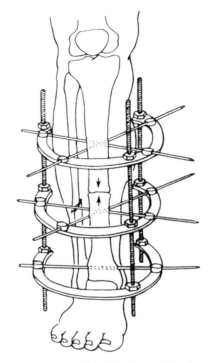

图 6-5　骨不连断端间加压骨外固定

（2）不稳定的或有骨断端错位的骨不连：为能实施骨断端间加压固定，不稳定的骨不连须切开显露断端，切除妨碍骨端对合的断端间瘢痕纤维组织，并适当修整断端使其能接受轴向加压固定。如腓骨骨折已愈合，则应在加压固定胫骨前先将其斜行截断或适当切除一段（图 6-6）。其他操作同稳定性骨不连。

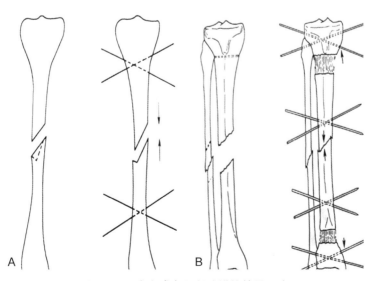

图 6-6　不稳定或有骨断端错位的骨不连

A. 切开显露断端，修整断端使其能接受轴向加压固定；B. 如腓骨骨折已愈合，则应在加压固定胫骨前先将其斜行截断或适当切除一段

四、应用单臂外固定架及骨延长技术治疗感染性骨不连

外固定架是治疗感染性长骨骨折不愈合的理想选择，如果使用髓内钉或者钢板螺钉常导致高感染率，近年来应用 Ilizarov 全环外固定架较普遍。

该技术包括安装外固定架，感染部位的大段骨和骨痂切除，干骺端骨延长。该术式的优点是彻底清除坏死、感染的骨组织和感染的骨痂，去除感染源；遗留的大段骨缺损通过自体骨延长修复；骨折端是健康骨组织的直接愈合，降低了再骨折的发生率；对于一些伴随软组织缺损骨外露的病例，在切除感染骨段后，一期短缩肢体使骨端直接接触，小的软组织缺损可以一期缝合，较大的软组织缺损也可以缩小创面，在 VSD 等辅助治疗下获得肉芽组织覆盖，为植皮创造条件，最后通过骨搬移技术平衡肢体长度。

1. 体位与术前准备

（1）外固定架的准备与试装：术前根据患者肢体长度、骨折部位，以及膝关节、踝关节的功能状态，准备并试装外固定架，标记手术切口、切除感染骨段的范围和截骨部位，做好充分的术前准备，这样可以节省术中的操作时间。

（2）麻醉：可以选择全身麻醉或硬膜外连续麻醉。

2. 安装外架　　在切除感染骨之前，应先安装外固定架并固定，以免感染骨段切除后，因失去参照造成复位困难。

3. 清除感染组织及截骨

（1）根据病变部位软组织情况，特别是窦道的部位、骨外露的情况及预截骨的部位等，选择合适的手术切口。多为原手术切口，或窦道、骨外露部位的延伸切口。沿感染的骨面剥离显露感染的骨段和骨痂，用咬骨钳、骨凿等工具逐步切除。

（2）术中活骨组织的判定：骨表面色泽淡红，伴随点状出血、髓腔通畅、无炎性肉芽组织。

（3）感染骨段截除：辨别感染骨与正常骨界面，在正常骨部位采用 2.5mm 的骨钻呈扇形打孔，然后用骨刀截断。同法截断另一端骨干，彻底清除截骨段之间的所有感染的骨组织和骨痂。透视观察骨折复位情况，适当调整，满足轴线正常，无成角和旋转畸形。

4. 截骨　　根据感染骨段切除的部位，即骨折两端残留骨干的情况选择截骨延长的位置。原则是选择一侧的干骺端截骨。

5. 闭合伤口　　较小的软组织缺损可以一期闭合，充分引流。较大的缺损尽量闭合，未能闭合的部位可以旷置换药，或采用 VSD 临时覆盖创面，二期植皮。也可以采用短缩-延长技术，清创截骨后将缺损的骨段短缩，并加压，此时可以改善局部软组织覆盖条件，允许一期闭合切口。在距离短缩截骨平面一段距离另取一平面截骨，1 周后开始骨搬移。

6. 术后处理　　术后 1 周开始延长，每天延长 1mm，分 4 次进行。密切观察外固定的固定情况，及时行 X 线检查以跟踪骨延长程度。待双下肢等长后，应及时终止延长操作，以免延长过度或不足。当骨折端完全愈合，延长部位的新生骨矿化良好后，可根据情况

拆除外固定装置。

五、典型病例

1. 病例一（图 6-7） 股骨干骨折术后骨不连应用外固定架及骨延长技术治疗。
2. 病例二（图 6-8） 胫骨骨干术后感染、骨不连，采用外固定架治疗。

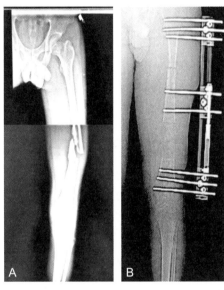

图 6-7 股骨干骨折术后骨不连，应用外固定架及骨搬移延长治疗

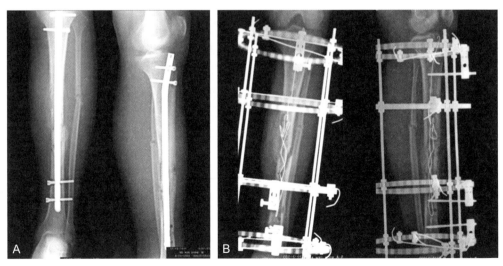

图 6-8 患者，男，24 岁。胫骨骨折术后感染、骨不连、伴有骨缺损的骨髓炎采用外固定架处理

（张利克 张启栋 刘 沛）

第二节　膝关节畸形

膝关节畸形可以发生在矢状面、冠状面，甚至伴有旋转。膝关节畸形常表现为屈曲畸形、反屈畸形、内外翻畸形和僵直畸形等。其发生原因比较多，可以是关节外原因，也可以是关节内原因，少数是先天性关节挛缩，大多数是患儿生长发育异常、体质性疾病、膝关节骨骺损伤、创伤、炎症、医源性并发症等。

近年来，随着人工关节置换的发展和应用，很多膝关节疾病可以通过关节置换获得解决。但是，人工关节置换术有其局限性，尚有不少病例由于病情、年龄、职业及技术条件等方面的原因，不适宜或不能做人工关节置换手术。在此情况下，外固定架治疗提供了一种选择。

一、膝关节伸屈畸形

膝关节伸屈畸形表现为伸屈活动障碍，分为膝关节强直畸形（膝关节骨性融合）和纤维性僵直畸形（主要是股四头肌和膝关节囊挛缩）两类。临床上最常见和需要治疗的是膝关节纤维性僵直畸形。临床根据膝关节僵硬的程度分为：①完全性僵硬，膝关节僵硬在0°位甚至反屈位；②部分僵硬，膝关节有一定活动度。

膝关节僵直畸形见于外伤固定后的僵硬，神经、肌肉系统病变，损伤导致的伸屈肌力不平衡，后者如脑瘫、小儿麻痹后遗症、中枢或周围神经损伤、肌肉神经缺失等。外伤固定后的僵硬，病程较短和大腿软组织无明显损伤性瘢痕者，通过康复锻炼和理疗可获得满意的疗效；病程较长者，常规松解手术及股四头肌成形术可获得一定疗效；但对于严重的大腿部开放性损伤、感染引起的膝关节僵直，采用外固定架治疗，利用张力-应力原则逐步拉长粘连的肌肉、关节囊和关节内粘连的纤维条索，可以达到矫正畸形、恢复关节活动功能的目的。

（一）适应证

1. 外伤或感染治愈后遗留膝关节僵直，经康复锻炼，膝关节活动度<45°。

2. 膝关节畸形病程超过2年，经康复锻炼无进展。

3. 无明显的骨质疏松。

4. 膝关节间隙存在，无骨性融合。

5. 年轻的患者。

（二）禁忌证

穿针处皮肤感染和有皮肤病，以及患者不能配合使用外固定是绝对禁忌证。骨质疏松是相对禁忌证。

（三）器械选择

根据不同畸形在前侧或后侧用可伸长的延长杆连接股骨近端和胫骨远端的全环。对于伸直畸形，在股骨处可使用远端环式与近端组合式外固定架构型。在延长装置上安放具有一定张力的弹簧使延长装置具有一定的弹性，使软组织时刻处于弹性牵拉的状态。

（四）手术设计

使用固定在胫骨和股骨上的两组全环作为支持点，根据畸形的类型在前侧或后侧安装调节装置。手术后延长调节装置使装置一侧限制关节活动的软组织得到张应力牵拉，逐渐再生变长，使关节得以恢复活动范围。逐步延长屈侧连接杆，使膝关节伸直（图 6-9）。

（五）操作步骤

在畸形位置安放大腿和小腿半环，使之与皮肤间保持一定距离，在关节屈曲时不发生碰撞、不影响关节运动。分别在贴近每个全环交叉处穿入全针并固定在全环上。根据畸形类型不同，在伸侧或屈侧安放延长装置。

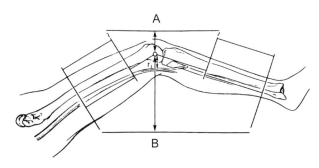

图 6-9　膝关节屈曲伸直畸形原理图
A. 膝关节伸直僵直时牵伸杆的安放位置；B. 膝关节屈曲畸形时牵伸杆的安放位置

（六）注意事项

1. 股四头肌仅做有限松解即可，松解后膝关节屈曲角度较松解前不一定有所增加，但松解后可减少术后牵拉的阻力。

2. 安装外固定架牵伸器时，股骨远端和胫骨两端可穿全针，如果穿 2mm 克氏针则需要拉张固定，2.5mm 以上克氏针可不拉张；股骨中段及近段、胫骨中段，选择 4 ～ 4.5mm 螺纹针固定，针的直径根据术肢粗细程度确定。

3. 股骨近端穿针平面尽量高些，可达股骨粗隆下，可有效防止术后骨折的发生。

（七）术后处理

1. 术后 1 周开始调整外固定架拉杆，将膝关节向屈曲方向牵拉，牵拉速度根据患者疼痛程度及膝关节前侧皮肤、软组织张力情况做动态调整。

2. 大腿外侧针孔用纱布缠绕适度加压包扎，可减少疼痛、组织渗液及预防针道感染。

3. 定期拍摄膝关节 X 线片，了解膝关节间隙，通过调整关节铰链长度，控制膝关节间隙的宽度在正常范围。

4. 膝关节屈伸牵拉反复 3 ～ 5 次后，患者膝关节屈伸活动时疼痛逐渐减轻后，去除膝关节铰链及牵拉杆，练习膝关节屈伸活动。

5. 膝关节屈伸活动 1 ～ 2 周后，如果膝关节屈伸活动度能维持牵拉时的水平，则拆除膝关节牵伸装置。

6. 拆除牵伸装置后，配戴膝关节支具，在支具保护下进行膝关节屈伸功能锻炼，最好进行关节恢复器锻炼。

二、膝内、外翻畸形

膝内翻、膝外翻是下肢常见的畸形。根据流行病学调查发现，膝内、外翻畸形的发病人群中男女比例为 1 ∶ 2.13，膝内翻畸形的发病率高于膝外翻畸形。根据膝内、外翻畸形的程度分为轻度（畸形 < 20°），中度（畸形 20°～40°），重度（畸形 > 40°）。成年人重度的膝内、外翻畸形多合并膝内、外侧韧带的松弛和踝关节代偿性的畸形改变。下肢力线改变，引起应力负荷分布异常，久而久之可以导致髋关节、膝关节或踝关节继发性骨关节炎。外固定架矫正畸形，纠正力线，是膝内、外翻畸形治疗的重要手段。

（一）手术适应证

1. 轻度膝内、外翻畸形可选择 12 岁以上手术，严重畸形者不宜限制手术年龄，早期治疗可减少骨骼生长发育的障碍。

2. 单侧膝内、外翻。其膝、踝间距 > 5cm，双侧者 > 8cm，但随着人们对线条美的追求和微创矫形手术技术的应用，越来越多的人选择手术矫正，以恢复下肢正常的负重力线。

3. 佝偻病或体质性骨病患者所导致的膝内、外翻畸形，经系统内科治疗病变静止，X 线片显示骨质有明显恢复时方可施行手术。成骨不全等体质性疾病形成的膝内、外翻畸形宜在青春期后下肢发育接近停止后再施行矫形手术，但此类患者畸形矫正后必须长期佩戴矫形器直至病变稳定。

4. 伴有多处复杂畸形的代谢性骨病、先天性膝关节畸形、获得性创伤后畸形（畸形愈合）、获得性肥厚性畸形骨不连、脊髓灰质炎的后遗症等导致的膝内、外翻畸形。

（二）术前评估

术前需要仔细判断膝内、外翻畸形发生的原因。摄双下肢全长 X 线片，精确测量畸形的范围、部位、程度，选择正确的截骨矫形部位，截骨的部位一般在股骨或胫骨上下两条垂直线相交处。畸形矫正后的理想标准是术后膝关节面平衡，膝关节正位片股骨髁轴线与胫骨平台轴线应平行。冠状位下肢力线——下肢机械轴应通过膝关节髁间嵴的中心。膝内外翻合并其他畸形如股骨或胫骨前弓畸形、小腿外旋畸形等，应同期实施股骨髁上截骨加胫骨结节下截骨。严重的成年膝内翻患者多合并膝关节外侧韧带松弛，畸形矫正的同期或矫正之后应行外侧副韧带紧缩术。

1. **物理检查** 测量下肢长度差异，一般使用髂前上棘至内踝之间的距离差。检查膝关节和踝关节的活动度，以及关节的稳定性。

2. **影像学检查及测量** （图 6-10～图 6-12）

（1）机械轴偏移（mechanical axis deviation，MAD）：膝关节中心至下肢机械轴的距离。MAD 决定了下肢的冠状面畸形程度，生理性内翻时 MAD < 8mm，外翻 > 0mm。

（2）胫骨近端内侧角（medial proximal tibial angle， MPTA）：胫骨平台关节面线与胫骨机械轴的内侧角，生理情况下为 85°～90°。

（3）机械股骨远端外侧角（mechanical lateral distal femoral angle，mLDFA）：股骨机械轴与股骨关节面的外侧角，生理情况下为 85°～90°。

（4）胫骨远端外侧角（lateral distal tibial angle，LDTA）：胫骨机械轴与胫骨远端关节面的外侧角，生理情况下为 86°～92°。

（5）股骨近端外侧角（lateral proximal femoral angle，LPFA）：股骨头中心和大转子顶点连线与股骨机械轴的外侧角，生理情况下为 85°～95°。

（6）成角畸形 CORA（center of rotation of angulation）点：成角畸形的顶点，如果畸形在骨干部位，CORA 点为近远端骨干轴线的交点（图 6-11）。如畸形部位在干骺端，干骺端轴线很难标记，可使用经关节中点关节线的垂线作为干骺端的轴线。

（7）平移畸形（translation deformity）：是指近远端畸形骨段轴线之间的距离（图 6-12）。对于成角畸形的平移畸形测量，可使用远端骨段轴线近侧点至近端轴线的距离。

（8）长度畸形（length deformity）：如没有其他畸形，长度畸形应参考对侧健康胫骨。如存在成角畸形，患侧胫骨长度为凸侧骨段长度之和。

（9）旋转畸形（rotational deformities）：胫骨纵轴的扭转畸形，可使用临床方法或X 线、CT、磁共振检查进行评估。

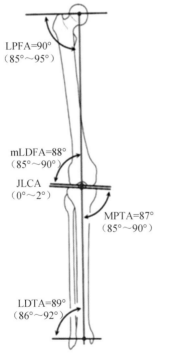

图 6-10　MPTA、mLDFA、LDTA、LPFA 的测量方法

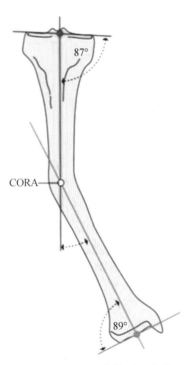

图 6-11　CORA 点的测量方法

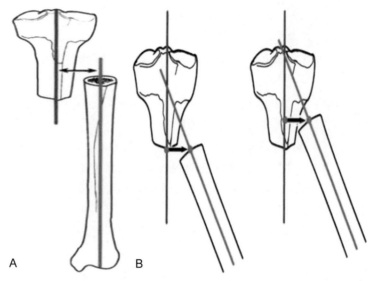

图 6-12 平移畸形测量方法

（三）器械选择

目前使用的数字化六轴外固定架有 Smith & Nephew 公司的泰勒外固定架，Orthofix 公司的 TrueLok-Hex 外固定架，以及 Stryker 公司的 Hoffmann LRF Hexapod 外固定架等。泰勒外固定架最常用于胫骨复杂畸形的矫正，其通过牵拉成骨缓慢矫正，可一次性矫正冠状位、矢状位和轴位畸形。泰勒外固定架需要测量 3 个支架参数、4 个安装参数和 6 个畸形参数，参数的测量依赖标准的下肢 X 线测量。2017 年我院乔锋教授对泰勒外固定架进行了改良，为方便描述，称为 QSF。QSF 的配套软件基于 CT 数据，不需要测量繁杂的参数，也不会因 X 线片拍摄角度对复位结果产生影响，对环的安装位置、杆的连接也没有特殊要求，因此理论上 QSF 较泰勒外固定架复位精度更高，操作更便捷。

（四）数字化六轴外固定架技术矫正膝关节内外翻畸形手术技术

若同时存在股骨外翻或内翻畸形，则给予股骨内翻或外翻截骨术，使用钢板固定截骨部位，这里主要介绍胫骨截骨术。

1. 腓骨截骨　中、下 1/3 处截除 1cm 长度的腓骨，于腓骨中段外侧做纵行切口，显露腓骨后用摆锯于骨膜下切断腓骨，缝合切口，加压包扎处理。

2. 胫骨截骨　胫骨结节下 1cm 处进行横行截骨，但不要完全截断，便于安装外固定架。

3. 安装六轴外固定架　近端选择 C 形环，远端选择全环，根据胫骨上段的畸形，预设六轴外固定架的构型。于膝关节线下约 1.5cm 处由外向内平行于胫骨平台置入 1 枚直径为 2.0mm 克氏针，调整近端环的位置并固定。调整远端环的位置，使其与胫骨干垂直，远近端环分别用 2 ～ 4 枚固定针固定。截骨处用锐骨刀截断，或者扭转远近端两个环，确保完全截骨。

（五）术后处理

术后 CT 扫描下肢全长，根据 CT 数据，利用配套软件计算出六轴外固定架调整处方，术后 1 周按处方开始缓慢矫正，速度为每天 0.7 ～ 1mm，出院后患者根据处方自行调整。

矫正结束后拍摄下肢全长正位负重 X 线，根据结果决定是否需要微调，直至力线调整满意后，连接杆锁定固定，每月复查 X 线，待截骨处愈合后去除外固定架。术后立即进行股四头肌功能锻炼和膝踝关节活动度锻炼，并根据患者耐受情况进行下肢完全负重活动。

（六）典型病例

1. 病例一　患者，男，28 岁。Blount 病青少年型，未治疗残留畸形，给予股骨远端内翻截骨矫正股骨外翻，QSF 矫正胫骨内翻和下肢短缩畸形，调整外固定架 45 天，调整后 8 周截骨部位愈合，去除外固定架（图 6-13）。

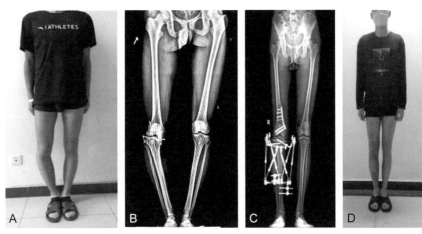

图 6-13　外固定架联合股骨远端截骨治疗膝内翻畸形

2. 病例二　患者，女，30 岁。佝偻病，先行右侧矫形，股骨侧和胫骨侧均使用QSF，调整外固定架 30 天，调整后 11 周截骨愈合，去除外固定架。8 个月后行左侧手术，股骨侧外翻截骨后用钢板固定，胫骨侧调整 25 天，调整后 12 周截骨愈合，去除外固定架（图 6-14）。

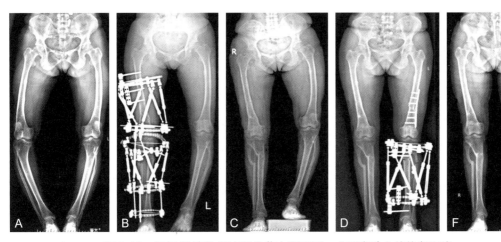

图 6-14　QSF 治疗佝偻病膝关节内翻畸形，术后患肢力线恢复正常

3. 病例三　患者，女，38 岁。Blount 病青少年型，未治疗残留膝内翻畸形，一期行右侧胫骨截骨数字化外固定架固定和股骨远端内翻截骨内固定术，术后外固定架调整 30 天，调整后 15 周截骨部位愈合，去除外固定架。6 个月后行左侧下肢手术，术后外固定架调整 30 天，调整后 18 周截骨部位愈合，去除外固定架（图 6-15）。

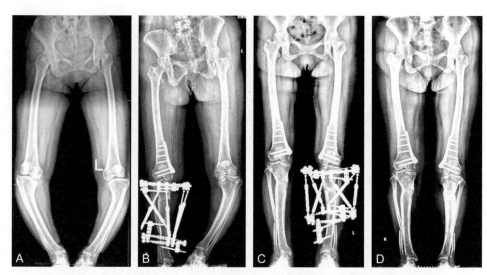

图 6-15　QSF 治疗成人 Blount 病双侧胫骨内翻畸形，术后患肢力线恢复正常

（张利克　路玉峰　乔　锋）

第三节　马蹄内翻足

马蹄内翻足是一种常见的足部畸形，其畸形主要是由先天或后天疾病导致足踝内、外翻、肌肉动力失衡造成，常见的原因包括脊髓灰质炎后遗症、脊椎裂、遗传性感觉运动神经病、后天创伤或感染等。此类马蹄内翻足的病理改变包括足外翻、背伸肌 [包括腓骨长短肌和（或）趾长伸肌] 部分或全部瘫痪，足内翻肌力较好或正常，从而呈现足的内翻或下垂内翻畸形，伴随骨关节畸形。随着病程进展，骨与关节病变逐步严重，足踝动力失衡，治疗难度也增大。

一、马蹄内翻足分型

根据踝关节及距下关节的活动度，马蹄内翻足可分为柔软型和僵硬型。秦泗河教授根据畸形成因、患者年龄、既往是否做过矫形手术、是否合并膝关节或小腿畸形等进行综合评定，提出了更细致的马蹄内翻足分型，以利于指导临床矫形治疗，具体分型如下：

1. 根据畸形性质评定分型　分为松弛型、僵硬型、骨性改变型、并发踝关节骨关节炎型、合并动力失衡型、合并膝关节或者胫骨畸形型。

2. 根据畸形程度分型　依据患足负重行走足着地、着力部位，进行简化分型。

Ⅰ型：马蹄前足内翻，足负重部位在前足外侧，后足没有明显内翻畸形。

Ⅱ型：后足内翻，跟腱挛缩伴有跟骨内翻，前足没有内翻。

Ⅲ型：全足内翻，用足背外侧着地，形状如镰刀状。

Ⅳ型：马蹄后屈足，在高度跟腱挛缩的基础上中足跗横关节极度后屈，足尖折向后，用足背前侧负重行走。

3.根据畸形患者年龄分型　分为少年儿童型、青年型（40 岁以内）和中老年型。

二、马蹄内翻足的矫正原则

1.对于儿童马蹄内翻足，若不合并骨性畸形（图 6-16），可行跟腱延长或加胫骨后肌腱延长，若术者手术技术熟练，可采用跟腱皮下切开滑移延长术。对于轻度畸形者，术后用石膏或外固定支具固定；对于较重畸形者，穿针安装组合式外固定架，术后逐渐矫正残留畸形。

2.僵硬性马蹄内翻足或合并骨性畸形，在实施有限矫形手术基础上，加 Ilizarov 技术牵拉矫正（图 6-17）。

3.对于成年人马蹄内翻足，轻度非僵硬性足踝畸形，其矫正原则同儿童；合并骨性畸形者，在截骨矫形的基础上，穿针安装 Ilizarov 外固定架牵引矫正。

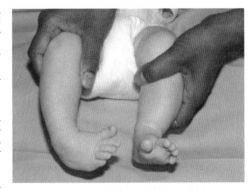

图 6-16　儿童马蹄内翻足畸形

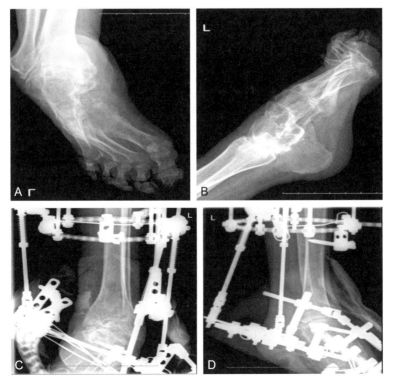

图 6-17　患者，男，43 岁。马蹄内翻足畸形采用左足截骨三关节融合 + 外固定架治疗
A 和 B.术前足踝畸形 X 线片；C 和 D.左足截骨三关节融合 + 外固定架治疗术后 X 线片

4. 对于外周神经损伤导致足踝外翻、背伸肌瘫痪，出现动力失衡的马蹄内翻足畸形，除畸形矫正外，还要进行肌腱转位术，从而重建踝关节外翻、背伸的动力平衡。最常用的肌腱转位术为胫骨前肌或胫骨后肌外置，以矫正动力性足内翻。

三、马蹄内翻足的手术策略

根据马蹄内翻足的畸形分类和程度，实施矫正手术，其基本的手术步骤包括术中先按术前拟定的手术方案实施矫形手术，有限度地完成矫形或部分矫形；对于合并肌肉动力失衡的马蹄内翻足畸形，若畸形程度不是很严重，应同期行肌腱转位以恢复足的动力平衡。在此基础上，根据患足的残留畸形、皮肤软组织张力情况，选择穿针安装外固定架（组合式外固定架或 Ilizarov 外固定架）。术后分次或逐渐调控外固定架，矫正足部畸形。以下为常见马蹄内翻足类型的手术策略：

1. 针对马蹄内翻足畸形存在的跟腱、胫骨后肌腱挛缩，首先松解踝后内侧挛缩软组织以矫正马蹄内翻足部分或大部分畸形，然后再做截骨矫形和肌力平衡术。

2. 对于 12 岁以内的少年儿童患者，尽量避免行关节融合术。若为僵硬性马蹄内翻足，可先行挛缩肌腱皮下松解、距骨周围截骨，再安装 Ilizarov 外固定架，术后逐渐牵引矫正。

3. 对于成年马蹄内翻足患者，是否需行后内侧软组织松解及其松解的范围，取决于骨关节畸形的程度和类型，距骨在踝穴内有无倾斜及倾斜程度，踝关节在屈膝位被动活动幅度，有无关节退行性变。若存在严重的骨关节畸形，且踝关节在屈膝位被动活动幅度小，后内侧软组织松解的范围则局限于跖腱膜松解、跟腱和胫后肌肌腱的有限度延长，如松解范围过大，已退变和变形的距骨进入踝穴内，术后易造成踝关节退行性变相关的疼痛。

4. 对于第一跖骨头下垂型马蹄内翻足，其发生主要是由于小腿三头肌不全瘫、腓骨长肌肌力正常，行走时腓骨长肌代替跟腱起到跖屈作用，牵拉第一跖骨头下移，久之导致第一跖骨头骨性下垂，因而足负重时被迫处于内翻位，但体检患足时，无固定性足内翻畸形，跖筋膜往往存在挛缩。此类马蹄内翻足首先行第一跖骨基底楔形截骨，以矫正下垂的第一跖骨头，同时松解跖筋膜，然后在踝足内侧穿针安装外固定架，推拉第一跖骨头后固定，足内翻畸形即可矫正。

5. 对于单纯腓骨长短肌瘫痪引起的马蹄内翻足，踝关节其他肌力较好，不合并骨性改变，则行跟腱和胫后肌腱延长、胫前肌外置于外侧楔骨部位。在胫前肌外置的过程中，可游离腓骨短肌腱远端作为牵引肌腱与胫骨前肌吻合，以方便手术操作。若胫骨前肌外置难以抗衡足内翻的力量，可将胫骨后肌外置。

6. 对于合并骨性改变的马蹄内翻足，在矫正软组织挛缩的基础上可根据骨性畸形的类型与程度，选择合适的骨性矫正手术。①前足内翻畸形，行距舟、跟骰关节融合；②后足内翻畸形，行跟骨楔形截骨或跟距关节融合术；③全足内翻畸形，则行三关节融合术。马蹄内翻畸形严重者，在三关节有限截骨基础上穿针安装 Ilizarov 外固定架牵引矫正。

7. 对于马蹄内翻足合并踝上内翻、小腿外旋畸形，在施行足内翻畸形矫正的同时，必须行踝上截骨或者胫骨结节下内旋截骨术，以恢复小腿与足踝轴线、关节线之间的关系。

（杨克勤　秦　豪）

第四节　踝关节创伤性关节炎

踝关节创伤性关节炎是一种以踝关节软骨退行性变和关节边缘骨赘形成为主要病理变化的疾病，通常以青壮年群体为主要发病对象。流行病学研究显示，踝关节创伤性关节炎的病因主要包括踝关节周围骨折、韧带损伤、关节脱位等原因。对于创伤性踝关节炎的治疗，临床上应结合患者的疼痛程度、功能受限情况、关节退变程度、病因及年龄等因素，提供针对性、个性化的治疗。终末期踝关节创伤性关节炎的关节面严重受损并出现畸形，伴有顽固性疼痛和活动受限，具有极高的致残率，严重影响患者的生活及工作，需手术治疗。

一、发病机制及病理特点

（一）发病机制

踝关节创伤时，关节软骨受到挤压、撞击、捻挫、切线应力等损伤，出现关节软骨损伤、软骨骨折、软骨剥脱等；踝关节创伤引起韧带松弛、关节不稳，运动中关节发生超常范围活动致关节软骨受损；踝关节创伤致踝关节骨折，关节面结构常遭破坏，如复位不满意、关节面不平整、踝穴位置改变，使踝关节面力线改变、负重不均，磨损关节软骨，引发骨关节炎。同时，创伤引起的急慢性滑膜炎、关节积血积液，关节内滑液成分改变，影响软骨的营养及润滑，致使踝关节软骨进一步退变。

（二）病理特点

1.关节软骨退行性变　胫骨、距骨关节面软骨表现为色泽丢失、凹凸不平、变黄、软化、纤维变、断裂、剥脱，或呈剥脱性骨软骨炎表现。周围的滑膜血管翳可侵入软骨内。

2.滑膜炎　滑膜受到创伤可出现炎症反应；另外，关节软骨细胞膜也可作为抗原引发滑膜炎。早期滑膜肿胀充血；慢性滑膜炎可出现滑膜肥厚、纤维化绒毛增生，甚至纤维软骨化或骨化。

3.骨赘增生　胫骨远端前唇增生、骨赘形成，距骨软骨缘呈骨疣状增生。软骨下骨常呈充血、纤维组织增生。骨赘增生可发生在踝前和踝后，若骨赘增生较大，可出现折断形成关节鼠。

4.肌腱腱鞘炎　踝关节周围有较多肌腱，如后方的姆长屈肌腱、外侧的腓骨长短肌腱、内侧的胫骨后肌腱、趾长屈肌腱。骨赘增生刺激、关节滑膜炎波及可引起腱鞘炎。

二、临床表现、X线特征与诊断依据

（一）临床表现

踝关节创伤性关节炎的临床症状与骨赘增生程度（X线）并不呈正相关，有些患者关节骨赘明显，但却无明显症状，且症状不恒定，时轻时重。

1.疼痛　是踝关节创伤性关节炎最突出的临床症状，它是受累关节炎症反应的结果，引发炎症反应的因素包括关节内游离体、软骨下微骨折、滑膜吞噬脱落在关节腔内的软骨碎片等。疼痛发作可呈隐匿性，轻微疼痛；劳累、活动增多、天气变化可加

剧疼痛症状，休息、制动后症状可缓解。疼痛往往位于关节一侧，但也可蔓延至整个关节。

2. 关节肿胀　是踝关节创伤性关节炎的另一突出症状，有时是患者就医的主要原因。晨起或稍久休息后，常感关节僵硬，活动后，僵硬感可消失。随着病情进展，踝关节活动受限，甚至出现关节屈曲挛缩、关节畸形。

3. 活动受限　踝关节创伤性关节炎，其关节间隙变窄，关节肿胀，踝关节可出现伸屈及内外翻活动受限，可触及骨赘，偶可发现交锁。

（二）X线特征

X线检查对踝关节创伤性关节炎的诊断十分重要，但诊断时必须结合患者的临床表现。病程早期，X线检查可为阴性，或者可见骨折愈合不良、踝关节面力线改变等。随着病程进展，两侧关节面的软骨厚度开始变薄，X线检查可呈现关节间隙变窄。病程后期，X线片可见踝关节间隙明显狭窄，甚至消失，软骨下骨质呈现硬化征象。在承受最大压力区域，软骨下骨小梁间可出现多发囊性变，关节边缘呈锐性骨赘增生，表现为胫骨前后唇、距骨关节面增生唇和骨疣，内外踝变尖。胫骨后缘骨赘发生骨折，似距后三角骨。此外，踝关节还可出现一些继发性表现，包括关节游离体、关节畸形、关节鼠等。

踝关节骨性关节炎 Scranton 分级标准，根据 X 线片显示的踝关节骨赘大小及踝关节间隙狭窄程度进行分级：Ⅰ级，软组织撞击或骨赘 < 3mm；Ⅱ级，胫骨骨赘 > 3mm；Ⅲ级，有碎片或胫骨、距骨骨赘 > 3mm；Ⅳ级，胫骨、距骨性关节炎。

（三）诊断依据

踝关节创伤性关节炎的诊断主要依据临床症状、体征和影像学检查。

三、治疗策略

1. 非手术治疗　非手术治疗的方法包括药物治疗、理疗、戴矫形支具、穿矫形鞋等，目的主要为消除或减轻疼痛，改善踝关节活动度，增加踝关节稳定性，防止畸形的发生。

2. 手术治疗　终末期踝关节创伤性关节炎的手术治疗方法仍存在较大争议，焦点主要集中在踝关节融合和踝关节置换。踝关节融合术是治疗终末期踝关节骨关节炎的首选传统方法。随着关节置换假体设计和手术技术提高，关节置换数量逐渐增多。

3. 关节牵引术　Ilizarov 外固定架关节牵引技术增加了踝关节的间隙，改变了关节腔的内环境，从而促进了关节液的循环，有利于关节软骨的修复。对于合并骨性畸形的踝关节创伤性关节炎患者，在进行踝关节牵引术的过程中可同时进行畸形矫正，恢复关节力线。若患者存在马蹄足挛缩畸形，在关节清理和骨赘切除后不能缓解，则需延长、松解跟腱；若合并骨排列不齐还可做踝上截骨。

四、关节牵引术的适应证与禁忌证

1. 适应证　目前仍缺乏明确证据支持或否定关节牵引术治疗踝关节创伤性关节炎。目前认为关节牵引术最适于年龄 < 45 岁的患者，部分医师将年龄的限制放宽到 55 岁。

2. **禁忌证**　主要的禁忌证有患者依从性差或者存在精神疾病、患肢伴有神经血管损伤、活动性感染、踝关节周围软组织条件差、夏科（Charcot）关节病。相对禁忌证包括合并不能耐受手术或麻醉的疾病、患者无使用外固定架适应证、持续吸烟、肥胖、骨筋膜室综合征导致肌肉肌腱功能不平衡。

五、外固定架选择、手术步骤与手术风险

（一）外固定架选择

临床治疗踝关节创伤性关节炎以缓解踝关节疼痛和改善关节功能为目的。关节牵引术治疗踝关节创伤性关节炎时应选择环状外固定架，近端用环、足部应用框架，穿插以细钢针和粗针固定，步行时稳定性强。对于缓解踝关节的疼痛，有研究认为，踝关节创伤性关节炎疼痛与局部炎症改变、外周神经或中枢神经改变相关，当关节牵引术治疗后疼痛仍无缓解时，可考虑术后使用支具为踝关节减负，联合麻醉科、神经科、精神心理科对患者进行治疗。对于合并骨性畸形的踝关节创伤性关节炎患者，关节牵引术可同时矫正畸形，恢复关节力线，从而改善功能。踝关节牵引过程中关节软骨及关节的其他结构可进行自我修复。

（二）手术步骤

应用 Ilizarov 外固定架治疗踝关节创伤性关节炎的手术步骤：采用全身麻醉或硬膜外麻醉，先对踝关节进行清理，可通过关节镜或者开放手术实施，清除增生的骨赘、关节游离体、引起撞击的软组织，纠正足部畸形，恢复踝关节活动。若存在马蹄足挛缩畸形或足内翻畸形，必要时可行跟腱延长术、腓肠肌松解或者踝关节囊切开术以改善踝关节背伸。

前期准备完毕后，踝关节置于中立位，于膝关节下 5cm 和踝关节上 5cm 处分别交叉置入 2 枚直径为 1.5mm 或 2.0mm 的克氏针，将 2 枚克氏针置入跟骨，于前足距骨基底部横向固定 1 枚克氏针，并分别固定在 Ilizarov 环上。胫骨与足通过 Ilizarov 延长棒固定，延长棒正对踝关节活动中心，用于调节距骨与胫骨之间的牵引，至此踝关节 Ilizarov 外固定架安装完毕。从应用 Ilizarov 外固定架当天开始，关节牵引治疗的实施要求达到 5mm 以上牵引距离（每天 1 ～ 2 次，每次 0.5 ～ 1mm，持续 5 天）。患者可以在术后数天内开始行走。合并胫骨和腓骨畸形的患者，根据严重程度行即刻矫正或术后应用 Ilizarov 外固定架逐渐矫正。

（三）手术风险

1. **血管、神经损伤**　置入克氏针的过程中可能造成血管、神经损伤，损伤形式包括血管神经拧入克氏针、克氏针直接贯穿血管或神经、克氏针紧贴血管神经引发慢性腐蚀性损伤。血管神经拧入克氏针或者被克氏针直接贯穿，术后可立即出现血管、神经损伤症状；而克氏针紧贴血管、神经引发的慢性腐蚀性损伤，血管、神经受损的症状逐渐出现，并呈进行性加重。

为避免血管、神经损伤的发生，医师必须熟悉患肢的横切面解剖以避开血管、神经穿针。慎用全针固定，尤其高风险区域，应尽可能在对侧采用半针固定。在膝部自前向后置入克氏针时，应适当屈膝以避免损伤腘窝血管、神经。无论是术中还是术

后，一旦发现血管或神经损伤，必须立即探查，小心取出致伤的克氏针，并重新选点置入。

2. 拴桩效应　克氏针穿入肌肉、肌腱时，相应肌肉、肌腱会产生肌肉固定术或者肌腱固定术的后果，如同被拴在树桩上一样，再加上局部将产生瘢痕，其所跨过关节的活动范围将受影响，不利于关节功能的康复。预防方法主要包括：①将足踝部诸关节置于中立位进行穿针；②尽可能选择在肌间隙穿针；③外固定架安装完毕，在麻醉下充分活动关节，减少拴桩效应；④术后早期进行关节功能锻炼。

六、术后管理与并发症的防治

（一）术后管理

1. 术后第 1 天开始进行股四头肌收缩及足趾屈伸训练，预防下肢深静脉血栓形成。消毒克氏针的针孔处以预防感染。

2. 术后 3～5 天扶双拐下地，术肢轻度负重行走。

3. 术后 5～7 天开始调整距骨与胫骨之间的牵引。以 1～2mm/d 速度分 1～2 次 / 天进行踝关节牵引，牵引达 10mm 后，复查 X 线片。由于外固定架的钢针存在弹性，踝关节牵开的间隙通常小于 10mm。

4. X 线片提示踝关节间隙大于 5mm 时，停止牵引，维持固定，平均维持 3 个月以上。

5. 术后 6～12 周，患者可在铰链支撑下进行踝关节屈伸训练。

（二）并发症的防治

1. 针道感染　保持针道清洁，每天使用碘伏消毒针孔处，纱布缠绕加压包扎；若出现针道红肿、渗出，应减少负重训练，适当使用抗生素。

2. 克氏针松动　在关节牵引治疗的过程中，克氏针长期承受不同方向应力的作用，因此其必然存在松动的可能。与内固定类似，克氏针松动与骨折愈合之间也存在一种比赛，所以促进骨折早日愈合可防止克氏针松动。其他延长克氏针松动时间的方法包括恰当置入骨圆针、防止预弯负荷、解除克氏针与周围软组织之间的张力。

3. 外固定失效　包括克氏针或连接杆弯曲变形、断裂。在单侧固定时，克氏针的直径应较环形固定增加 0.5～1mm，以减少克氏针发生弯曲变形、断裂。另外，避免多次重复使用外固定架，减少外固定架发生疲劳失效。

4. 软组织损伤　血管神经损伤、拴桩效应如前所述。

七、拆除外固定架时机

如前所述，术后 5～7 天开始调整距骨与胫骨之间的牵引。以 1～2mm/d 速度分 1～2 次 / 天进行踝关节牵引，牵引达 10mm 后，复查 X 线片。X 线片提示踝关节间隙大于 5mm 时，停止牵引，维持固定 3 个月，即可拆除外固定架。

（杨克勤　秦　豪）

参 考 文 献

杜健，杨蕊菲，隋磊，等，2016. 关节镜辅助 Ilizarov 牵张技术治疗踝关节创伤性骨关节炎疗效观察 . 中国修复重建外科杂志，30(2):161-164.

李国靖，白贵春，贾湘谦，2011. Ilizarov 全环外固定架结合骨段延长术治疗胫骨感染性骨不连 . 中外妇儿健康，19(7):33-34.

李景煜，2007. 骨科框架固定学 . 沈阳：辽宁科学技术出版社 .

刘行，李明，刘星，等，2018. Ilizarov 技术治疗大龄儿童僵硬型先天性马蹄内翻足 . 中国修复重建外科杂志，32(10):1267-1270.

秦泗河，桂鉴超，梁晓军，2015. 外固定与足踝重建 . 北京：人民卫生出版社 .

邱贵兴，戴尅戎，2010. 骨科手术学 . 北京：人民卫生出版社 .

沈义东，舒衡生，王爽，等，2019. Ilizarov 技术结合肌腱转移治疗僵硬性马蹄内翻足畸形 . 中华骨科杂志，39(1):45-51.

唐宏宇，王海彬，何伟，等，2019. Ilizarov 外固定架联合全膝关节置换术治疗血友病性膝关节屈曲僵直2例 . 中国骨与关节损伤杂志，34(4):438-439.

唐佩福，王岩，张伯勋，等，2015. 创伤骨科手术学 . 北京：人民军医出版社 .

王立强，赵明明，范静，等，2018. Ilizarov 技术治疗踝关节骨性关节炎的疗效观察 . 中国骨与关节损伤杂志，33(12)：1324-1326.

王学，乔锋，刘曙光，2020. 基于 CT 数据六轴数字化骨科外固定架在膝关节复杂畸形中的临床应用 . 实用骨科杂志，26(12)：1118-1122.

肖凯，方真华，李鲲，等，2017. 关节牵张成形术治疗踝关节创伤性骨关节炎 . 中华骨科杂志，37(10):604-610.

张锴，柴益民，秦泗河，2015. 骨折穿针外固定 . 北京：人民卫生出版社 .

钟豪良，路玉峰，乔锋，等，2021. 基于 CT 数据六轴外固定架在成人 Blount 病治疗中的应用 . 实用骨科杂志，27(5):52-55.

Ariyawatkul T, Chotigavanichaya C, Kaewpornsawan K J, et al, 2016. The Comparison between Computer-Assisted Hexapods and Ilizarov Apparatus in Gradual Tibial Deformity Correction: A Preliminary Study. J Med Assoc Thai,99(10):1126-1130.

Beaman DN, Gellman RE, Trepman E, 2006. Deformity correction and distraction arthroplasty for ankle arthritis. Tech Foot Ankle Surg, 5(3): 134-143.

Bucholz RW, Court-Brown CM, Heckman JD, et al, 2014. 洛克伍德—格林成人骨折 . 裴国献，译 . 北京：人民军医出版社：502-503.

Dobbs MB, Nunley R, Schoenecker PL, 2006. Long-term follow-up of patients with clubfeet treated with extensive soft tissue release. J Bone Joint Surg Am, 88 (5)：986-996.

El-Mowafi H, El-Alfy B, Refai M, 2009. Functional outcome of salvage of residual and recurrent deformities of clubfoot with Ilizarov technique. Foot Ankle Surg, 15(1): 3-6.

Franke J, Grill F, Hein G, et al, 1990. Correction of clubfoot relapse using Ilizarov's apparatus in children 8-15 years old. Arch OrthopTrauma Surg, 110(1): 33-37.

Ganger R, Radler C, Handlbauer A, et al, 2012. External fixation inclubfoot treatment-a review of the literature. J Pediatr Orthop B, 21(1): 52-58.

Grill F, Franke J, 1987. The Ilizarov distractor for the correction of relapsed or neglected club foot. J Bone Joint Surg Br, 69(4)：593-597.

Herold HZ, Torok G, 1973. Surgical correction of neglected club foot in the older child and adult. J Bone Joint

Surg Am, 55(7) : 1385-1395.

Koren L, Keren Y, Eidelman M, 2016. Multiplanar Deformities Correction Using Taylor Spatial Frame in Skeletally Immature Patients. Open Orthop J,10:71-79.

Manner HM, Huebl M, Radler C J, et al, 2007. Accuracy of complex lower-limb deformity correction with external fixation: a comparison of the Taylor Spatial Frame with the Ilizarov ring fixator. J Child Orthop,1(1):55-61.

Matsubara H, Tsuchiya H, Sakurakichi K J, et al, 2006. Deformity correction and lengthening of lower legs with an external fixator. Int Orthop,30(6):550-554.

Nihal A, Gellman RE, Embil JM, et al, 2008. Ankle arthrodesis. Foot Ankle Surg, 14(1):1-10.

Reitenbach E, Rödl R, Gosheger G J, et al, 2016. Deformity correction and extremity lengthening in the lower leg: comparison of clinical outcomes with two external surgical procedures. Springerplus,5(1):2003.

Saltzman CL, Salamon ML, Blanchard GM, et al, 2005. Epidemiology of ankle arthritis:report of a consecutive series of 639 patients from a tertiary orthopaedic center. Iowa Orthop J, 25: 44-46.

第 7 章

外固定架治疗护理与康复

第一节　外固定架患者的护理和管理

随着外固定架技术的发展，它已然成为一种用于急诊骨折脱位、骨不连及骨缺损临时固定的有效手段。在处理严重的骨与软组织创伤时，它也可用于复杂的近关节周围骨折，尤其是胫骨近端和远端的骨折，还可用于多发伤患者骨盆和四肢骨折的早期固定。多平面可调式外固定架还可用于创伤后骨牵引成骨、矫正畸形等。外固定架的护理是保证治疗效果的重要一环，分为术前、术后和出院后护理等部分。

一、术前护理

当确定要使用外固定架时，要尽可能地与患者及其家属做好沟通，解释应用的目的和意义。通常外固定架被认为不方便，甚至不被接受，患者或家属对外固定架的护理和康复存在诸多疑虑。因此，术前要向患者及其家属说清楚为什么选择外固定架、外固定架会起到怎样的作用，以及如何使用外固定架，术后护理的细节。让患者接触病房其他有外固定架的患者并与他们沟通，有助于增强患者治疗的信心。同时，护士也要熟悉外固定架的护理，安慰患者，消除顾虑和恐惧，做好围手术期的沟通，必要时按医嘱给予镇静药或催眠药。

二、术后护理

1. 外固定架护理　保持外固定架清洁，用无菌敷料包扎固定。有渗出时，及时更换渗湿的敷料直至出血停止。在使用外固定架的最初几天，常有血性和浆液性液体渗出，针道处需勤换药，使用无菌的干纱布覆盖，因为湿透的纱布是细菌的最佳培养床。每次换药时，针道应使用等比例的生理盐水和 3% 过氧化氢的混合液清洗。使用过氧化氢的目的是帮助清除针和皮肤表面积聚的血痂。应确保每次常规的针道护理和更换敷料时将所有的血痂清除干净。对于外固定架下面的伤口，如辅助的有限内固定或开放性骨折，按照如同没有外固定架时一样处理。

一旦针道周围停止渗液，就不再在针道周围放置敷料。外固定架针道处分别用温水清洗渗出物，直至结痂为止。严禁应用软膏、喷剂涂抹针道周围，避免针道内感染。如果没有其他的肢体伤口禁忌，可以允许戴外固定架进行淋浴，并将外固定架和肢体彻底洗净，但要仔细擦干，保持干燥。不能使用有潜在污染的水，以免增加感染风险。

术后注意检查外固定架各固定螺钉的松紧度，并经常检查其有无松动，随时拧紧，防止骨折移位。

2. **注意观察**　早期应注意观察患肢血供，整个病程中注意观察外固定架及固定针是否松动，针道是否感染。由于手术时多为闭合性进针操作，可损伤进针口、出针口周围血管及神经等，因此术后早期应注意患肢远端动脉搏动，是否淤血、肿胀，感觉运动功能是否正常，手术区周围肿胀是否进行性加重，针孔是否有活动性出血，以及有无血压、脉搏等变化。如发现异常，及时通知医师。注意皮肤与钢针接触部有无张力，如因肿胀等原因钢针处皮肤张力增加，及时通知主管医师，视肿胀程度配合医师给予相应处理。固定针对局部皮肤有压迫者，应及时做切开减压。另外，每日检查各旋钮及接头，防止松动。

3. **患肢护理**

（1）体位护理：根据不同的麻醉方式，选择适当体位。同时，根据患者舒适度随时调整位置。患肢抬高，以促进淋巴和静脉血液回流，减轻肿胀。合并骨筋膜室综合征或血管损伤者，患肢不宜抬高，以免加重肌肉的缺血、肿胀和坏死。

（2）遵医嘱应用抗生素 5～7 天，并注意观察针孔周围有无感染征象。

（3）注意观察肢端的血供、感觉及活动情况。

4. **功能锻炼**　根据患者的病变部位，在麻醉恢复后即可指导患者进行功能锻炼。向患者及家属说明功能锻炼的意义和重要性并取得配合。

（1）肌肉锻炼：术后麻醉恢复后即在床上进行功能锻炼。上肢做肱二头肌、肱三头肌、前臂肌的伸缩运动，下肢做股四头肌伸缩运动。

（2）关节锻炼：术后 2～3 天可开始锻炼，近关节的活动应待肿胀消退后再开始，早期活动不宜负重。上肢骨折以肩关节和肘关节为重点。肩关节以外展、上举、旋转为主，肘关节以屈、伸、外旋为主。下肢骨折主要锻炼膝关节伸屈、踝关节伸屈。

（3）在功能锻炼过程中，由于钢针与软组织摩擦，针孔周围皮肤可能出现红肿、微痛及少量浆液渗出，一旦出现上述症状，应减少或停止锻炼，加强针道护理。

5. **预防深静脉血栓**　术后指导患者早期床上运动。每日进行有规律的功能锻炼，如股四头肌等长收缩，各关节的全范围活动；定期复查凝血功能，对于血液处于高凝状态的患者，遵医嘱酌情给予抗凝药。

6. **健康指导**

（1）指导饮食：给予高蛋白、高维生素、高热量、含钙饮食，增强机体抵抗力，促进骨折愈合。

（2）在骨骼尚未完全愈合时，应注意扶拐保护等，避免任何摔倒防止再骨折。

（3）保持针道周围皮肤干燥。

（4）不要随意拆卸外固定架的任何部分。

（5）如出现皮肤局部变红、皮肤肿胀、螺钉插入部位周围有异样感觉、伤口正常清亮的渗出液变浑浊，请及时与医师沟通处理。

三、出院后护理

1. 指导患者护理针孔。注意观察外固定架针孔处，如有渗出，或周围出现红、肿、流脓的现象，应及时到医院就医。针孔处无渗出时，告知患者避免污染。

2. 严禁应用软膏、喷剂涂抹针孔周围，避免针道内感染。

3. 向患者说明骨外固定架原理和特点，消除患者惧怕疼痛、骨折移位等恐惧心理。

4. 指导患者积极主动、循序渐进地进行功能锻炼，若患者站立后出现患肢红、紫、肿胀等现象，告知患者抬高患肢注意观察，此现象属于正常反应，逐渐适应后可减轻或消失。

5. 指导患者戴外固定架下拄拐或使用助步器。患肢负重情况均需在经治医师的指导下进行。出院后遵医嘱定期复查。告知患者如有不适及时就诊。

（徐雅萍　丁　冉）

第二节　外固定架术后的康复

一、随访时间

外固定架治疗的患者出院后，一般 10 ～ 14 天首次门诊复查。在术后的随访复查过程中，拍摄患肢标准的 X 线片。在下肢延长或短缩性关节融合术后，还应对邻近未受累关节行 X 线检查，以评估邻近关节潜在的并发症。

在外固定架的调整阶段，患者可以根据情况每 1 ～ 2 周复查一次。在使用静态环形外固定架且辅助使用支具的矫形术后，可以间隔 3 ～ 4 周复查一次。在关节融合术或下肢延长术后，可辅助使用理疗仪，促进愈合。

二、功能锻炼

术后保持患肢外展中立位，做到"三不"：不盘腿、不侧卧、不内收，指导双下肢肌肉等长伸缩锻炼。术后早期，要限制负重 2 ～ 4 周，直到切口愈合。根据骨折愈合情况，在物理治疗师指导下使用拐杖或其他辅助器械渐进式负重，如果轴向负荷有利于康复，则可以在术后逐渐增加到完全负重。对长骨骨不连的成形术、踝关节和距下关节融合术后，负重是一种刺激因素。早期的物理康复还包括非受累关节的主动和被动活动度练习。如果可以自由活动，应该术后立刻开始。由此产生的踝泵作用增加下肢的血流量，从而降低深静脉血栓形成的风险，同时改善了静脉和淋巴系统回流，减轻了肢体肿胀。切口愈合后，患者可以进行的非冲击性活动包括骑自行车、力量训练、水池疗法。如果牵张成骨术使未受累的关节产生额外的张力，应增加相邻关节的活动度、肌力康复，以减少关节挛缩的发生。患者还应该建立一个日常的家庭康复锻炼计划。相反，对于患有活动性夏科关节病和重度肥胖患者，不建议负重康复。拆除外固定架后免负重 4 ～ 6 周，期间不能放弃功能锻炼，以预防再次骨折的发生。

三、外固定架拆除时机

外固定架拆除的时机取决于多种因素。随着固定时间的推移，患者能够承受更大的重量和持续更长的时间，手术部位的症状变得更少。此时，可以松开外固定架的主环，并在环之间轻轻地调节扭矩以评估活动和不适。在完全稳定并无不适的情况下，根据临床标准可拆除外固定架。X 线检查也可用来评估关节融合部位的骨小梁生长和骨皮质连续性情况。在外固定架拆除之前，骨折需达到骨性愈合。当在 X 线检查难以判断时，可以使用 CT 确认。一般来说，在不复杂的关节融合术中，至少需要 10 周的时间，而对于下肢骨搬移或延长手术，则需要 5 ～ 8 个月。

建议在手术室内拆除外固定架，以便进行辅助的钢丝／克氏针取出术或必要的分期手术。术中 C 形臂检查可用于确认外固定架拆除后跨手术部位的稳定情况。必要时，外科换药，包扎针道，患肢辅助石膏或支具外固定。建议患者保持免负重状态 2 ～ 3 周，此后再应用步行石膏固定 6 ～ 8 周，开始逐步负重锻炼。在大多数足踝病例中，患者将使用步行靴行走（图 7-1）。

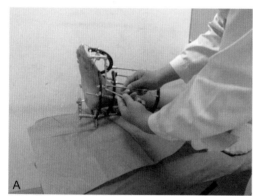
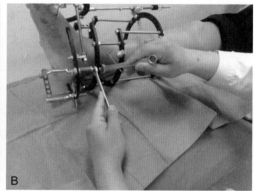

图 7-1　术后调整，包括用外固定架调整，拧紧松动螺栓

（刘　沛　刘国杰）

参 考 文 献

贺西京，李吾成，陈伯伦，等，1996. 外固定其治疗中针道感染及其防治. 中华骨科杂志，16(10):630.

侯筱魁，1999. 应用骨外固定器的并发症及其防治. 中华骨科杂志，19(3):189 - 190.

李杰，郑健雄，卓灵剑，等，2019. 外固定架用于跟骨关节内骨折的治疗进展. 中华创伤骨科杂志，21(4):333-337.

李起鸿，1992. 骨外固定原理与临床应用. 成都：四川科学技术出版社.

李起鸿，1996. 骨外固定技术临床应用中的几个问题. 中华骨科杂志，16(10):604.

刘云鹏，姜俊杰，王海，1999. 单侧纵轴动力外固定架治疗胫腓骨骨折致骨延迟愈合的生物力学研究与临床. 中华骨科杂志，19(10):607 - 609.

孟和，1993. 中国骨折复位固定器疗法. 北京：北京医科大学中国协和医科大学联合出版社.

孙永强，郑福增，1995. 骨折外固定器疗法. 郑州：河南科学技术出版社.

王秋根，张秋林，2005. 现代外固定架治疗学. 北京：人民军医出版社.

吴丽娟，2018. 高龄老年股骨粗隆间骨折支架外固定患者的护理研究. 中国伤残医学，26(17):47-48.

张扬, 2019. 外固定支架进行损伤控制性治疗在创伤骨科修复中的应用. 中国伤残医学, 27(1):10-12.

Augat P, Ignatius A, Simon U, et al, 2000. Die mechanisch stimuli erte Kallusheilung - Eine interdisziplinare Untersuchung Zum besserer Verstandnis der Knochenheilung. Osteologie, 9(1):53.

Canale ST, 2001. 坎贝尔骨科手术学. 第 9 版. 卢世璧, 译. 济南: 山东科学技术出版社.

Claes L, Augat P, Suger G, et al, 1997. Influence of size and stabil ity of the osteotomy gap on the success of fracture healing. J Orthop Res, 15(4):577 - 584.

Clary EM, Roe SC, 1996. In vitro biomechanical and histological assessment of pilot hole diameter for positive - profile external skeletal fixation pins in canine tibiae. Vet Surg, 25(6):453-462.

Clasper J C, Stapley S A, Bowley DM, et al, 2001. Spread of infection, in an animal model, after intramedullary nailing of an infected external fixator pin track. J Orthop Res, 19(1):155 - 159.

ClasperJ C, Cannon L B, Stapley S A, et al, 2001. Fluid accumula tion and the rapid spread of bacteria in the pathogenesis of external fixator pin track infection. Injury, Int. J. Care In jured, 32(5):377 - 381.

Fink B, Braunstein S, Singer J, et al, 1999. Behavior of tendons during lower-leg lengthening in dogs using the Ilizarov method. J Pediatr Orthop, 19(3):380-385.

Forster H, Marotta JS, Heseltine K, et al, 2004. Bac tericidal activity of antimicrobial coated polyurethane sleeves for external fixation pins. J Orthop Res, 22(3):671-677.

Krischak GD, Janousek A, Wolf S, et al, 2002. Effects of one - plane and two - plane external fixation on sheep osteotomy healing and complications. Clinical Biomechan ics, 17(6):470 - 476.

Loder RT, Schaffer JJ, Bardenstein MB, 1991. Late onset tibia vara. J Pediatr Orthop, 11(2):162-167.

Morgan - Jones R L, Burgert S, Richardson J B, 1998. Arthroscopic debridement of external fixator pin tracks. Injury, 29(1):41 - 42.

Noonan KT, Price CT, Sproul JT, et al, 1998. Acute correction and distraction osteogenesis for the malaligned and shortened lower extremity. J Pediatr Orthop, 18(2):178-186.

Pei GX, Ren GH, 2002. The recent progress of the treatment of the fractures of long tubular bones. Zhonghua Chuangshang Guke Zazhi(Chin J Orthop Trauma), 4:10 - 13.

Price C T, Scott DS, Greenbery DA, 1995. Dynamic axial external fixation in the surgical treatment of tibia vara. J Pediatr Orthop, 15(2):236-243.

Pugh KJ, Wolinsky PR, DawsonJM, et al, 1999. The biomechanics of hybrid external fixation. J Orthop Trau ma, 13(1):20 - 26.

Schoenecker PL, Meade WC, Pierron RL, et al, 1985. Blount's disease: a retrospective review and recommen-dations for treatment. J Pediatr Orthop, 5(2):181-186.

Seidl W, Kaspar D, Ignatius A, et al, 2000. Einflub von zyklischem hydrostatischem druck auf kultivierts humane. Osteoblasten. Osteologie, 9(1):56.

Skaggs DL, Hale JM, Buggay S, et al, 1998. Use of a hybrid ex ternal fixator for a severely comminuted juxtxarticular frac ture of the distal humerus. J Orthop Trauma, 12(6):439 - 442.

Steel HH, Sandrow RE, Sullivan PD, 1971. Complications of tibial osteotomy in children for genu varum or val-gum. Evidence that neurological changes are due to ischemia. J Bone Joint Surg；53(8): 1629-1635.

Tenbosch J, Letsch J, Bromme B, et al, 2000. Mechanische stimuli erung von primaren osteoblasten fuhrt zur aktivierung der map - kinasen erk01 und erk - 2 und ist pkc - abhangig. Osteolo gie, 9(1):54.

Welsch F, Kurth A, Martin J, et al, 2000. Humane Osteoblasten re agieren auf zyklische Dehnungsreize mit Anstieg vori freiem intrazellularen Calcium. Osteologie, 9(1):55.

Wikenheiser MA, Markel MD, Lewallen DG, et al, 1995. Thermal response and torque resistance of five cortical half - pins un der simulated insertion technique. J Orthop Res, 13(4):615-619.

Young NL, Davis RJ, Bell DF, et al, 1993. Electromyographic and nerve conduction changes after tibial length-ening by the Ilizarov method. J Pediatr Orthop, 13(4):473-477.

第8章

外固定架并发症

一、概述

外固定架是指在各个骨折段放置一组固定针，并用外架连接这些固定针，从而将骨折维持在理想位置的固定方法。该方法在骨科损伤控制方面起着重要作用。

与其他手术治疗措施一样，外固定架可能会引起并发症。对于骨科医师而言，重要的是要意识到，防止并适当地处理这些潜在的并发症以提高临床疗效。

二、针道问题

外固定架系统通过各种类型的外固定针固定骨折块，通过针夹连接到外部框架来发挥作用。机械松动或感染会影响针骨界面的完整性，进而影响外固定架的稳定性。外固定针在穿过较厚的软组织时，如在大腿和骨盆等部位，往往具有较高的感染率。

1. **针道渗液** 所有穿过软组织进入骨骼的金属针都有可能引起伤口渗液。在大腿和骨盆等软组织较厚的部位，这种风险会增加。置入皮下（如胫骨前内侧区域）的外固定针很少会引起渗液，除非发生感染。关节相邻的外固定针会因软组织的活动而发生渗液。几乎所有固定针都可能会有一些渗液，但当渗出量明显增加时，可能意味着松动或感染。

2. **针道感染** 骨外固定针道感染的患病率为2%～83%。与感染相关的因素包括不当的外固定针操作技术、固定针-皮肤界面护理不佳、机械松动和宿主受损。预防感染是关键，干预措施包括对于感染风险较高的患者（肥胖、免疫缺陷、糖尿病患者），优先选择细针而不是半针，将针插入软组织覆盖良好的区域，在插入过程中保持针头冷却，避免针孔周围软组织张力过大，要在针骨之间获得良好的界面。

针道感染范围包括从浅表针口感染到深部骨髓炎。早期的针道感染通常表现为疼痛和针道渗出物增加。体格检查显示有局部针道渗液、红肿、压痛甚至可能是硬结。当对针头部位进行X线检查，通常会发现阴性结果。如果渗液过多，应对针道渗液进行微生物培养。金黄色葡萄球菌是造成针道感染的最常见致病菌。因此，经验治疗应选择对这种微生物有效的抗生素，并根据药物敏感试验结果进行必要的调整。如果是门诊患者，骨科医师应在出现最初感染迹象后立即应用抗生素治疗并进行培养和药敏试验。抗生素的使用时间至少要持续数天，并取决于临床效果。

晚期针道感染的患者表现为大量脓性渗出和局部脓肿。这种程度的感染必须积极治疗，包括拆除外固定针、软组织和骨的局部清创及必要时将外固定针更换位置重新插入。如果存在局灶性骨髓炎，清创术对于根除感染至关重要。

3. 外固定针松动　外固定架的稳定性取决于外固定针在骨中的把持力。机械松动会损害这种稳定性。松动的最常见原因是针道感染。其他原因包括骨质疏松，外固定针插入过程中骨的热坏死及施加在外固定针上的暴力。如果使用正确的置针技术，可以避免骨的热坏死。如果固定针不是自攻的，则应预先钻孔。如果骨质较硬，除非特殊设计允许使用动力设备，否则建议手动置入。在插入过程中，外固定针应保持稳定，以防止针道晃动。建议使用钻头导向器和套管保护软组织。

对于骨质疏松者，存在巨大挑战。应当将针插入最佳的骨位置，通常位于骨干区。羟基磷灰石涂层的外固定针表现出在干骺端具有出色的抗拔出强度，是不错的选择。肢体正常活动时，位于手和足的外固定针特别容易被撞击，可以将这些外固定针的外露部分尽可能地缩短，抵抗弯曲力来预防该问题。

无论原因如何，松动的外固定针都会影响框架的稳定性，容易出现感染。因此，要及时发现松动针，及时更换新针以保证稳定。

三、骨折复位的丢失

在损伤控制骨科中，外固定通常用于骨折或关节固定。在此过程中，初始骨折复位或关节位置都可能丢失。轻微的丢失是可以接受的，若丢失较多是不可接受的，需要再次进行手术干预。

复位丢失的最常见原因是框架稳定性不足。通常，在骨干中，每个骨节段至少需 2 枚外固定针，而大多数干骺端至少需要 1 枚外固定针。所使用的外固定夹的类型决定了外固定针之间的距离。多个外固定夹在一定程度上限制了外固定针之间的距离，而独立的固定夹更能使外固定针在骨面分散开。稳定的固定块（由连接到连杆的 2 枚外固定针组成）通过连杆彼此连接，从而构成外部固定架。当受伤部位靠近相邻关节时，最好将框架跨过关节以提高稳定性。

在初次使用后的 48 小时内，由于机械蠕变，某些针夹连接处会出现松动。在应用早期，应检查所有外固定夹的松紧。

二期计划行髓内针固定的股骨和胫骨骨折需要轻度牵引，以保持肢体长度便于复位。在所有情况下，离开手术室之前，都必须行 X 线透视以核实复位效果及插入外固定针位置。通过手动施加压力来测试其稳定性，并定期进行 X 线检查以检查复位情况。

四、关节挛缩

外固定肢体的关节挛缩是由两种情况引起的。一是关节固定位置不理想，二是相邻的关节没有固定在框架上。在大多数情况下，应将关节固定在中立位，膝关节的伸展角度为 0°，踝关节的屈曲角度为 90°。在某些特殊情况下，可以给予一定程度的屈曲使关节保持复位状态。

五、神经血管损伤

神经和血管有可能因固定针放置不当而受到损伤。有许多文章和教科书定义和说明了外固定针放置的"安全"途径，术者要在应用外固定架之前对其进行复习。

插入外固定针时应使用适当的软组织保护器，避免将软组织卷入钻头或固定针周围。应控制钻头或外固针的深度，以防止过多地刺入重要神经、血管组织。固定后应检查周围动脉搏动情况。

外固定针插入造成血管损伤的征象常表现为外固定针部位大量出血或所涉间室的血肿。如果存在这两种情况，则需要行 CT 血管造影。

如果在应用外固定架后发现神经功能障碍，则应怀疑固定针损伤神经。应该立即将可疑的针拔出，必要时进行神经探查。膝关节下方的腓骨近端区域特别容易造成神经损伤，这是由于腓总神经在此经过，位置表浅，因此贯穿整个下肢宽度的固定针在此插入时，需要特别小心。

六、延迟愈合与不愈合

过早拆除外固定架是导致骨折延迟愈合和不愈合的最常见原因之一。必须维持外固定至放射学检查显示骨干的 3/4 皮质桥接或干骺端的骨折线消失。在下肢骨折中，此时外框架可以部分松开，患者负重时无明显疼痛通常表示临床骨折愈合。如果通过 X 线检查不能诊断，则 CT 扫描有助于评估骨折愈合情况。

不同部位，骨折愈合时间不完全一样。连续的 X 线检查应观察到骨折的逐步愈合及症状的改善。复位的逐渐丢失可能表明延迟愈合的发生。

延迟愈合或不愈合的因素如下：亚临床感染、骨折分离、骨折特征、患者特征、缺乏负重、框架刚性过高或不稳定等。

1. 亚临床感染 开放性骨折的患者在骨折部位有隐性感染的风险，可能没有临床症状或体征。白细胞计数、红细胞沉降率、C 反应蛋白可能会升高。深部骨组织或软组织培养可以辅助诊断。

2. 骨折分离 过度牵引会导致骨折愈合的延迟，特别是在骨干中。粉碎性骨折或皮质接触少于 50% 的骨折应保持解剖长度，甚至缩短数毫米，以免骨折块分离移位。

3 骨折特征 开放性骨折和由高能暴力损伤机制引起的骨折容易发生延迟愈合和骨不连。骨丢失和对骨供血的干扰被认为是造成此问题的原因。

4. 患者特征 营养不良者、吸烟者和免疫功能低下者的骨折愈合功能障碍的患病率高。特别是许多创伤患者长期分解代谢旺盛，蛋白质缺乏。吸烟已被认为是延迟骨折愈合的重要因素，应建议患者戒除这种有害的习惯。

5. 缺乏负重 多项研究已证明负重对骨折愈合的有益作用。正如沃夫定律所言，骨骼对压力做出反应，并且由于施加压力而产生的伴随应变有助于骨折愈合。下肢外固定架的患者允许其足趾着地承重。在稳定的骨折中，鼓励患者负重。

6. 框架刚性过高或不稳定 骨折愈合的必要条件是微动、血供和应力。保持骨折复位并仍将足够的应力传递到骨上以实现骨折愈合。对于外固定架刚度而言，最薄弱的点是针骨界面。外部框架或上部结构认为是次要的。因此，增加外固定针，然后增加固定平面是获得框架稳定性的最佳策略。这主要适用于使用直形连接杆的外固定架，而不是环形框架。

七、骨折部位的深部感染

骨折部位的深部感染原因可能有以下两方面：①开放性骨折中的原始污染；②针道的感染。预防是最重要的，开放性骨折需要彻底清创。开放性骨折越严重，进行连续清创和随后的软组织覆盖的必要性就越大。尽管采取了上述处理，但深部感染在开放性骨折中的患病率仍然很高。

深部骨折感染是一个外科手术问题，仅靠药物治疗几乎没有作用。任何怀疑的感染都需要用外科清创术和敏感抗生素积极治疗。在可行的情况下，应采用负载抗生素骨水泥链珠进行局部药物治疗。

八、总结

外固定在临时和长期骨折固定中都起着至关重要的作用。在临时稳定过程中，骨科医师必须考虑外固定架对患者的护理和最终治疗方案的影响，以及必要时将临时外固定调整为最终固定装置的可行性。应用外固定的基本原则和技术以最大程度地发挥外固定架促进骨折愈合的潜力，并最大程度地减少潜在的并发症。损伤控制骨科已被确定为多发伤患者管理的指导原则。但是在应用最初选择的损伤控制骨科类型之前，应考虑最终的确定的骨折治疗方案。骨科医师应该做长远的治疗计划，尽可能缩短初始治疗时间，减少初始治疗方法的选择不当而产生不良的治疗结局，减少并发症。

（刘洪智　黄　诚）

参 考 文 献

Behrens F, Johnson WD, Koch TW, et al, 1983. Bending stiffness of unilateral and bilateral fixator frames. Clin Orthop Relat Res, (178):103-110.

Calafi LA, Routt MLC, 2013. Anterior pelvic external fixation: is there an optimal placement for the supra-acetabular pin?. Am J Orthop (Belle Mead NJ), 42(12): E125-E127.

Camilo AM, Bongiovanni JC, 2005. Evaluation of effectiveness of 10% polyvinylpyrrolidone-iodine solution against infections in wire and pin holes for Ilizarov external fixators. Sao Paulo Med J, 123(2):58-61.

Chao EY, Kasman RA, An KN, 1982. Rigidity and stress analyses of external fracture fixation devices - a theoretical approach. J Biomech, 15(12):971-983.

Checketts RG, MacEachern AG, Otterburn M, 2000. Pin track infection and the principles of pin site care// De Bastiani G, Apley AG, Goldberg A. Orthofix external fixation in trauma and orthopaedics. London: Springer, 97-103.

Davies R, Holt N, Nayagam S, et al, 2005. The care of pin sites with external fixation. J Bone Joint Surg Br, 87(5):716-719.

Gordon JE, Kelly-Hahn J, Carpenter CJ, et al, 2000. Pin site care during external fixation in children: results of a nihilistic approach. J Pediatr Orthop, 20(2):163-165.

Huiskes R, Chao EY, Crippen TE, 1985.Parametric analyses of pin-bone stresses in external fracture fixation devices. J Orthop Res, 3(3):341-349.

Hutson JJ Jr, Zych GA, 1998. Infections in periarticular fractures of the lower extremity treated with tensioned wire hybrid fixators. J Orthop Trauma, 12(3):214-218.

Kaempffe FA, Wheeler DR, Peimer CA, et al, 1993. Severe fractures of the distal radius: effect of amount and duration of external fixator distraction on outcome. J Hand Surg Am, 18(1):33-41.

Moroni A, Vannini F, Mosca M, et al, 2002. State of the art review: Techniques to avoid pin loosening and infection in external fixation. J Orthop Trauma, 16(3):189-195.

Nowotarski PJ, Turen CH, Brumback RJ, et al, 2000. Conversion of external fixation to intramedullary nailing for fractures of the shaft of the femur in multiply injured patients. J Bone Joint Surg Am, 82(6):781-788.

Pettine KA, Chao EY, Kelly PJ, 1993. Analysis of the external fixator pin-bone interface. Clin Orthop Relat Res, (293):18-27.

Solomon LB, Pohl AP, Sukthankar A, et al, 2009. The subcristal pelvic external fixator: technique, results, and rationale. J Orthop Trauma, 23(5):365-369.

Stahel PF, Mauffrey C, Smith WR, et al, 2013. External fixation for acute pelvic ring injuries: Decision making and technical options. J Trauma Acute Care Surg, 75(5):882-887.

Temple J, Santy J, 2004. Pin site care for preventing infections associated with external bone fixators and pins. Cochrane Database Syst Rev, (1):CD004551.

Van den Bossche MR, Broos PL, Rommens PM, 1995. Open fractures of the femoral shaft, treated with osteosynthesis or temporary external fixation. Injury, 26(5):323-325.

W-Dahl A, Toksvig-Larsen S, Lindstrand A, 2003. No difference between daily and weekly pin site care: a randomized study of 50 patients with external fixation. Acta Orthop Scand, 74(6):704-708.

Wegmann K, Lappen S, Pfau DB, et al, 2014. Course of the radial nerve in relation to the center of rotation of the elbow: the need fora rational safe zone for lateral pin placement. J Hand Surg Am, 39(6): 1136-1140.

第 9 章

外固定架在急诊创伤骨科的临床运用

骨折的治疗原则是复位、固定及康复锻炼。骨折外科手术的目的是为了重建解剖和恢复功能。AO 是国际内固定研究学会的简写，AO 内固定理论和技术在骨折的治疗中一直占主导地位。开放性骨折由于其自身的特殊性，曾一度把外固定架作为开放性骨折的终末治疗方式。随着抗生素在开放性骨折中的应用，以及髓内钉的改进，外固定架更多地作为一种临时固定方式。无论是作为终末固定还是临时固定，外固定架对开放性骨折的治疗都具有重要意义。本章将从损伤控制及外固定架作为临时固定和终末固定的 3 个方面进行讨论，以探讨其在急诊创伤骨科治疗中的注意事项。

第一节　损伤控制骨科理论与外固定架使用

严重创伤的临床病理表现主要以凝血功能障碍、体温过低、代谢性酸中毒为主，3 种因素相互作用，是导致死亡的主要因素。近期人们逐渐认识到炎症介质在多发伤患者中的重要影响，而外科处理可以对全身炎症系统产生累积作用，特别是对于多发伤患者。一般情况下，多发伤患者的临床过程主要由 3 个因素决定：原发创伤的程度（即"一次打击"，创伤负荷）、患者自身的生物反应及创伤后的医学干预（即"二次打击"，外科负荷）。为尽量减少多发伤患者由于"二次打击"造成的炎症反应强度，对难以完成确定性手术的危重多发伤患者采用损伤控制骨科（damage control orthopaedics，DCO）方法，即强调早期行初始、快速、暂时的骨折固定，待全身情况好转后行二期确定性处理，以降低术后并发症的发生率及死亡率。严重创伤患者术后应送入 ICU。ICU 的最终目标是对上述病理状态的纠正，主要任务有复温、恢复血容量、维持血流动力学稳定、纠正代谢性酸中毒和凝血功能障碍等。病情稳定后择期行外固定转内固定的手术。对于实施损伤控制的一般多发伤患者，确定性手术的理想时间是在伤后第 5 ～ 10 天，此为免疫观察期，可以比较安全地按计划进行最终手术。但对于极危重症患者，过渡炎症期之后进入免疫抑制期，历时约 2 周，因此二期重建手术就能安排在损伤的 3 周后进行。

对严重创伤患者，如何充分有效地利用好"黄金 1 小时"，对患者的预后十分关键。首先控制活动性出血是最重要的措施，主要包括局部压迫填塞、血管结扎、钳夹、栓塞等。危及肢体和引起残疾的创伤就需要行 DCO 手术，即要求在较短时间内完成清创、筋膜切开、复位、固定和血供重建等，将复杂的手术简单化，避免加重对生理功能的影响。其次是暂时稳定骨折部位。大多数学者认为早期外固定架的应用是安全可靠的。

外固定架在创伤骨折治疗中规避了手术操作对骨折端组织的二次伤害，以改善骨折端血供为主要目的，提高骨折端愈合，且外固定架可有效规避骨折端部位预后期间受到外力因素的干扰，提高骨折端稳定性，最大限度地降低畸形愈合的发生。我国王爱民等最早提出"骨关节型严重多发性损伤"这一概念，即在多发性损伤中创伤严重程度评分（ISS）≥ 17 分者，以骨与关节损伤为主，ISS-90 ≥ 16 分者，将此类型损伤称为骨关节型严重多发伤。1993 年 Scalea 等首先使用外固定架作为 DCO 的一种方式应用于严重骨折病例，并取得较有效的结果，而逐渐成为控制大而长的管状骨骨折创伤的初期主要手段。长骨骨折早期给予暂时的外固定，能够减轻骨折断端对局部组织的干扰，减轻疼痛刺激，减少出血和降低炎性细胞因子的释放。外固定架操作简便、省时且固定可靠，对局部及全身均无明显干扰，可显著减少出血，控制继发损伤，既符合骨折愈合所需的生物力学环境，又满足损害控制"不加重损伤，做最有效的处理"的理念。即使外固定架固定未使骨折解剖复位，但是这一方法能有效控制严重骨关节型多发伤，DCO 采用简单快捷的外固定架作为初步治疗方式，收到满意效果。近年来，由于外固定架及固定方法的改进，其适应证得到了扩大，操作更简便，利于换药、清创，已作为如胫骨等长管状骨折的终末治疗。

DCO 术中使用外固定架的、特殊的、具体的原则与方法主要有以下方面：骨针远离骨折端，置于干骺端或跨关节固定至跖骨，操作更容易。大跨度外固定架将固定原理转变为牵引原理，利用软组织张力维持肢体力线，不强调骨折对位，无须术中透视，牺牲部分稳定性需求，更好地满足损伤控制性手术的需要。避开损伤区域和二期确定性手术区域，不增加二期手术感染风险。

（夏　睿）

第二节　外固定架在急诊创伤骨科中的应用

1. 使用临时外固定架保护断端复位，保护血管，利于二期手术治疗　闭合性不稳定踝关节骨折及胫腓骨骨折患者通常需要在术前等待 1 ～ 2 周进行软组织恢复改善，不稳定的骨折往往造成骨折复位丢失、断端粘连严重、手术复位困难。传统的跟骨牵引易出现膝踝关节僵硬、压疮、下肢静脉血栓等并发症，患者不能有效地进行功能锻炼，也增加护理的困难。我们在临床上临时使用外固定架牵引治疗急性闭合性不稳定骨折可以减轻患者疼痛、方便患者生活、降低护理难度、有效维持外踝长度、减少骨折块移位、为择期手术创造良好的软组织条件，是一种简便、安全、有效的治疗手段。这种外固定架使用简单，分别在跟骨及胫骨结节置入 2 枚骨圆针，然后分别安装连接棒，操作简单，可以在急诊手术室完成（图 9-1 和图 9-2）。

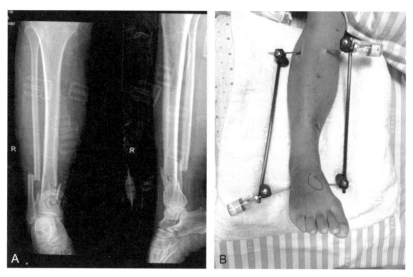

图 9-1　闭合性胫腓骨骨折外固定架临时固定，达到利于活动、尽早消肿的目的

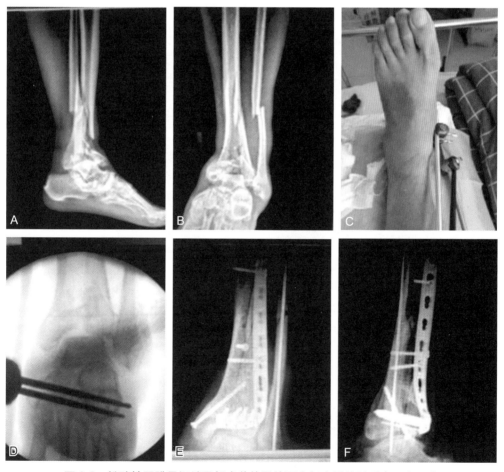

图 9-2　粉碎性胫腓骨远端骨折术前使用外固定架牵引消肿后内固定手术

2. **急诊外固定架治疗胫骨中下段开放性骨折** 因小腿内侧软组织覆盖少，高能量损伤的开放性骨折越来越多。高能量损伤造成的开放性骨折伴有严重的软组织损伤及伤口污染，使用钢板内固定势必造成广泛的骨膜剥离，也会阻碍骨折断端的血供，进一步加重软组织损伤破坏。感染的机会增多，可导致钢板外露甚至发生骨髓炎等。

急诊行外固定架治疗则可以早期行骨折固定，减少创伤，避免进一步对骨膜及血供的破坏，并且在处理伤口坏死、进行皮瓣移植等进一步处理时不需要更换固定器材。外固定架固定方式为桥式固定，避免了内固定的种种不利因素，使胫腓骨开放性骨折的治疗效果有了明显改善。骨折外固定架操作简单，组织损伤小，术后早期可活动肢体以防止关节僵硬，外固定针孔的引流作用可减轻肢体肿胀。门诊就诊时可以调整外架固定针，去除应力遮挡以加快骨折愈合。术后可以早期功能锻炼加快肢体功能恢复，促进骨痂生长、加速骨折愈合。骨折愈合后去除外固定架比较方便，可以避免患者因为二次手术而产生的痛苦和高额费用，减轻患者的生理和心理负担，对于开放的胫腓骨骨折，外固定架治疗是一种可靠、有效的方法。在有些粉碎性开放性的涉及下胫腓关节面的骨折，或者因为局部皮肤条件不允许内固定时，复位后使用外固定架结合有效内固定是临床上常用的方法（图 9-3）。

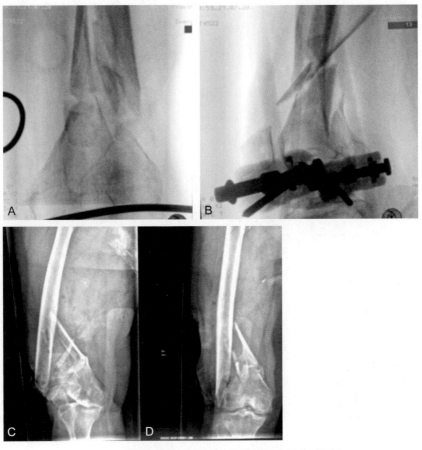

图 9-3　开放性股骨下段骨折使用外固定架临时固定

　　3. 外固定架二期更换成内固定的时机及方法　　以胫腓骨开放性骨折为例：胫腓骨开放性骨折的治疗原则是尽早彻底清创，修复软组织闭合伤口，防止感染，进行良好复位和固定，尽可能地减少对骨折端血液循环的破坏，提供软组织修复的初期稳定。因为外固定架导致穿衣护理等的不方便，以及外固定架对骨折断段加压的有限性，所以二期进行外固定架更换为内固定治疗，有其必要性及价值。

　　外固定架术后二期更换为锁定钢板在力学性能上稳定，可以确保骨折对位对线，不损伤软组织，不损伤骨膜，不影响骨折端血供，可以对骨折端加压，有利于骨折愈合和功能康复，骨折愈合中后期的动力性加压更符合骨折愈合的生理要求。一期使用外固定架，减少创伤及感染风险，待局部皮肤软组织愈合良好以后，二期置入锁定钢板，使骨折得到良好的复位，避免畸形愈合，恢复下肢良好力线，最终使肢体最大程度地恢复功能。研究显示一期外固定架固定后二期锁定钢板内固定对胫腓骨开放骨折治疗效果显著优于文献报道中单纯外固定手术治疗的患者（图 9-4）。

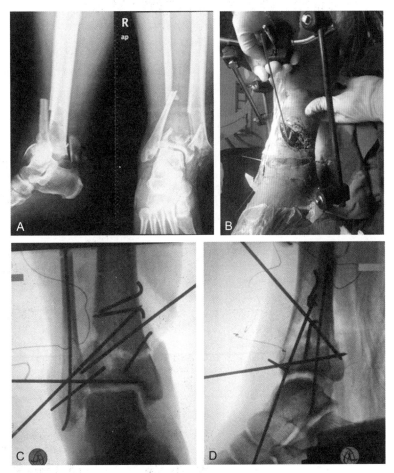

图 9-4　开放性胫腓骨骨折急诊清创的同时使用外固定架固定

　　股骨干骺端或骨骺骨折治疗相当棘手，固定方式主要采用钉板系统或逆行髓内钉固定。而外固定主要用于严重开放性骨折，但相关文献较少，主要是因为外固定架固定难以解剖复位，易出现针孔感染、膝关节僵直等，随着外固定架的实用性和可靠性的改善，目前对于多发伤患者的管理，常采用外固定临时固定，待软组织或全身状况好转后二期更换为内固定。法国学者进行了一项多中心研究，提示严重股骨远端骨折临时外固定后应尽早更换为内固定，对于高能量损伤股骨远端骨折伴多发伤或血管损伤患者、Gustilo Ⅲ B 和 Ⅲ C 型骨折，应早期行外固定临时固定，通过外固定稳定骨折端，为护理和其他治疗创造条件。在患者条件允许下（血流动力学、呼吸系统、神经系统等稳定）应尽快将外固定转为钢板或髓内钉等内固定。若外固定超过 3 周或者伤口部位持续感染，则应在行内固定之前进行一段时间的牵引，待针道愈合或感染控制后行内固定（图 9-5 和图 9-6）。

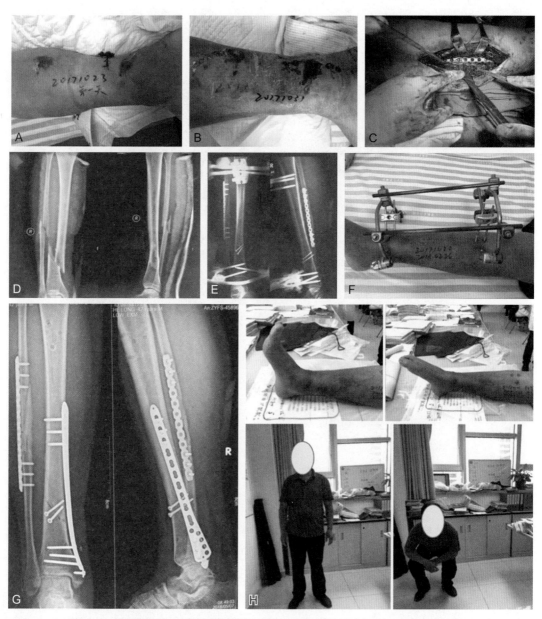

图 9-5　皮肤条件不好的胫腓骨骨折外固定架更换为锁定钢板固定的治疗过程

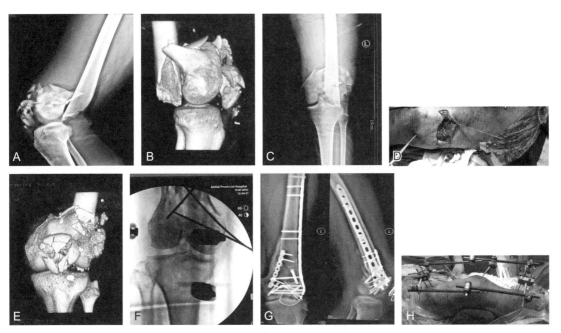

图 9-6　开放性股骨远端骨折外固定架更换为锁定钢板固定

外固定更换为内固定，首先面临的挑战是感染、骨不连。感染是对预后影响最大、最严重的并发症。固定时间越长，针道感染概率越高，更换内固定术后感染风险就越大。绝大部分医师主张软组织愈合后 7 ～ 10 天更换。2 周以内更换髓内钉或钢板在感染方面明显差异，2 周以上感染发生率高，髓内固定存在较高风险，首选钛板固定。我们认为，2 周作为更换内固定方式的时间点是比较安全稳妥的。2 周以上需间隔 1 周，有明显渗出需应用细菌培养进行鉴定（图 9-7）。

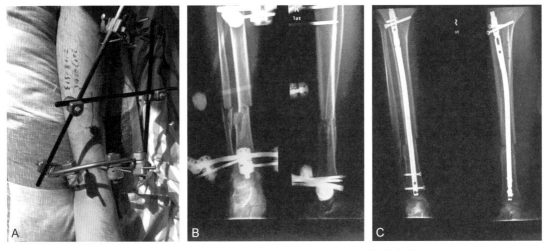

图 9-7　胫腓骨骨折外固定架更换为髓内钉固定的治疗过程

综上所述，外固定架在急诊骨科，尤其是对开放性骨折可以达到稳定断端、控制损伤的目的，具体在治疗骨折方面，可以根据术中的复位情况及患者的要求作为终极固定手段，或者二期更换为内固定，更换为内固定时需要注意时机及对针孔的合适处理，避免感染等并发症的发生。

（夏　睿）

参 考 文 献

李生平，黄辉，彭维波，2012. 外固定架一期固定后二期锁定钢板内固 定治疗胫腓骨开放性骨折. 临床骨科杂志，15(2): 172-173.

陶杰，曹云，王秋根，等，2008. 四肢高能量骨折分期治疗策略. 中华危重症医学杂志电子版，1(1):31-38.

王爱民，蒋耀光，2006. 以骨关节损伤为主的严重多发性损伤的救治. 创伤外科杂志，8(4): 382-封 3.

夏睿，孔荣，方诗元，等，2010. Hoffmann2 金属外固定架在胫腓骨开放性粉碎骨折中的应用. 中国组织工程研究与临床康复，14(22):4144-4149.

Blauth M, Bastian L, Krettek C, et al, 2001. Surgical options for the treatment of severe tibial pilon fractures: a study of three techniques . J Orthop Trauma, 15(3):153-160.

Rixen D, Grass G, Sauerland S, et al, 2005. Evaluation of criteria for temporary external fixation in risk-adapted damage control orthopedic surgery of femur shaft fractures in multiple trauma patients: "evidence-based medicine" versus "reality" in the trauma registry of the German Trauma Society. J Trauma, 59(6):1375-1394；discussion 1394-1395.

Scalea TM, Boswell SA, Scott JD, et al, 2000. External fixation as a bridge to intramedullary nailing for patients with multiple injuries and with femur fractures: damage control orthope-dics. J Trauma, 48(4): 613-623.

Sirkin M, Sanders R, Dipasquale T, et al, 1999. A staged protocol for soft tissue management in the treatment of complex pilon fractures. J Orthop Trauma, 13(2):78-84.

第 10 章

使用外固定架的骨搬移技术

第一节　外固定架骨搬移技术在下肢骨缺损治疗中的应用

骨缺损是指骨的结构完整性被破坏。创伤、感染、肿瘤、骨髓炎及各种先天性疾病是导致骨缺损的主要原因。近年来，随着交通事故和意外事件的频发，骨缺损的发生率呈明显增长趋势。下肢长干骨的骨缺损不同于其他部位骨缺损，骨结构完整性遭到了破坏，肢体功能明显受限，将影响患者的日常生活和生存质量，以及机体功能。较小的骨缺损有可能自愈，骨缺损过大时需要手术治疗，采用骨移植或者其他治疗方案，方案不同取得的治疗效果也是不同的。

骨搬移是利用牵张成骨原理，在相应的部位截骨，利用外固定架将游离骨端搬移到骨缺损处的方法，通过移动健康骨块，使之与原正常骨组织之间成骨，并以持续、稳定、缓慢的速度移动，保证成骨正常进行而不会过快硬化，进而使搬移段走过的部位出现连续的骨痂而形成新的骨组织，填充原有的骨缺损。采用 Ilizarov 外固定架骨搬移技术治疗胫骨骨缺损、骨相关性感染等疾病已在临床广泛应用。它是利用环形外固定进行骨搬移，优点是稳定并可以控制旋转，但可能会出现各种并发症，如贯穿固定针损伤血管神经的风险，针道感染、环形外架构型对行走等生活带来的不便等。如何提高临床治疗效果，降低并发症风险是临床医师关心的重点问题。对下肢长干骨缺损患者也可以使用单边外固定架进行骨搬移治疗，单边外固定架的优点是行走方便，搬移的成骨效果也得到肯定。

通常情况下，截骨部位会选择血供丰富、成骨能力强的干骺端，同时也要考虑到残存骨状况，注意保持骨膜的完整性，这将有利于骨搬移成骨。骨搬移时机非常关键，同时要有效控制成骨速度，不宜过快或过慢，但总体原则是局部软组织决定骨搬运时间，软组织愈合良好时，术后 5 天就可实施骨搬移。外固定架也具有重要作用，采用单边外固定架，骨搬移可以有效防止外固定架的外力碰撞。护理上要求保持外固定架清洁，注意观察针孔有无渗血、渗液。

大段骨缺损的骨搬移技术疗程长，对患者的依从性要求较高，而患者在行骨搬移手术之前往往有多次手术史，患者对手术的耐受性及依从性较差，提高患者的依从性对于临床疗效提高具有至关重要的作用。以胫骨为例，胫骨大段骨缺损的致伤原因主要包括高能量损伤或者慢性骨髓炎，或者骨不连清创切除感染，或者死骨。高能量损伤患者的肢体严重受损，部分患者常合并其他损伤，以及创伤后应激，身体、心理严重受损，对手术的耐受性较差。术前需要调整患者的一般身体状况，提高患者对手术的耐受性。对患者及家属进行详细的入院宣教，使患者配合主治医师完善术前各项检查，积极加强患者的营养支持，克服其对手术存在的恐惧。骨搬移是一个长期的过程，其中搬移大多数步骤需要患者在家里调整搬移速度，这是一个需要毅力的过程，手术前主刀医师一定要亲自交代、示范，与患者达成共识。骨搬移 1mm/d，分 4 次完成，每次 0.25mm，由于外固定架搬移杆每一圈螺纹的距离为 1mm，因此搬运开始前在搬移杆上做好标记，每次搬运 1/4 圈。首次搬运由主治医师指导操作，护理人员和患者陪护人员学习，之后由护理人员向患者陪护人员过渡，护理人员指导患者方熟练掌握骨搬运的方法，最后由患者方自行进行骨搬运。搬运过程中如有酸胀和轻微疼痛为正常现象，如果疼痛剧烈，需要观察末梢血循环、感觉情况，如果末梢血循环及感觉正常，可缩短每次搬运距离、减少每天搬运距离，同时给予镇痛药对症处理。在院期间，护理人员每天检查骨搬运操作是否准确，检查外固定架及外固定针是否有松动等，观察肢体末梢血循环情况，如有异常，及时汇报。出院后，患者需要定期复查，医护协助患者解决骨搬运过程中出现的问题（图 10-1）。

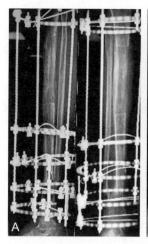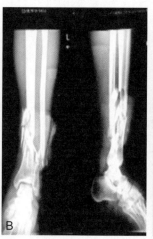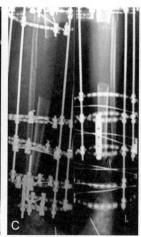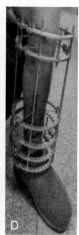

图 10-1　胫腓骨粉碎性骨折的骨搬移治疗

　　术后早期主被动功能锻炼非常重要，对于快速恢复患肢肌肉力量，恢复邻近关节功能及防止压疮、下肢深静脉血栓等卧床并发症具有重要作用。术后第 2 天开始指导协助患者行主被动功能锻炼。主动功能锻炼主要是股四头肌等长收缩练习。首先指导患者掌握股四头肌等长收缩练习的要点，开始时协助患者完成部分练习并指导家属协助练习。被动功能锻炼为膝、踝关节的被动屈伸运动。首先协助主治医师获得患者能够耐受的膝、踝关节屈伸角度，在此基础上帮助患者进行膝、踝关节的屈伸运动，在此过程中指导患者陪护人员掌握被动运动的要点，告知患者被动运动量，在护理过程中，督促指导患者完成规定的被动运动。

　　外固定架骨搬移常见的术后并发症：①针道感染，加强针道的护理对于减少针道并发症至关重要。术后每天 2 次用 0.5% 碘伏清洁针道，保持针道干燥，密切观察针道情况，如果有局部红肿和渗出，取渗出液行细菌培养及药物敏感试验，如果细菌培养阳性，选择敏感抗生素治疗。出院宣教需要详细向患者交代针道护理注意事项，叮嘱患者加强针道护理，避免针道感染等并发症。②搬移骨段偏移，是骨搬移过程中常见的并发症之一，术中尽量使外固定架轴线平行于胫骨解剖轴线，如果是 Ilizarov 外固定架，可在同一搬移骨段用 2 个环固定；同时减少软组织对搬移骨段的阻挡，定期复查 X 线片并及时进行调整。搬移骨段与骨缺损远近端汇合后，可以实施"手风琴技术"操作（先压缩 1/2 的原骨缺损长度后牵拉搬移至骨缺损远近端汇合），速度与原骨搬移速度相同，"手风琴技术"操作完毕后于远近端汇合处加压锁定外固定架并继续佩戴外固定架至骨折愈合，"手风琴技术"可以通过刺激局部血管生成来加速骨的矿化。③针道疼痛及膝关节功能障碍，针道疼痛多发生于膝关节周围针道及搬移骨段针道，用橄榄针固定近端环时尽量屈曲膝关节，使膝关节周围皮肤处于牵伸状态；其次是骨搬移过程中搬移骨段所受牵张力逐渐增大，固定针切割皮肤软组织引起疼痛，而这种情况只能通过减缓骨搬移速度来缓解。有作者利用橡皮条进行踝关节弹性牵伸固定，用来预防跟腱挛缩或踝关节功能障碍，使用一根橄榄针穿于足的第一和第五跖骨上，两侧弯成一个圆环，并用一根静脉橡皮管连接于外固定架上，两侧的松紧是可以通过橡皮管的缠绕来调节。如果出现软组织下陷、嵌顿可以采用带抗菌药物的骨水泥局部填充，同时用一个骨水泥盖将之封盖住，术后行骨搬移之前，打开骨水泥盖，逐渐取出里面的骨水泥珠，避免阻挡骨搬移。对于此类伤口，大部分患者都会在搬移骨段会师后通过换药顺利愈合，个别患者需要清创、植皮（图 10-2）。

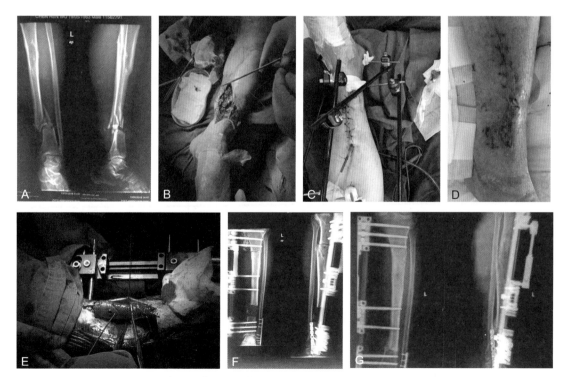

图 10-2　对于胫腓骨开放性骨折引起的骨缺损进行骨搬移治疗过程

（夏　睿）

第二节 骨搬移技术在下肢创伤后感染性骨缺损治疗中的应用

下肢创伤多与高能量创伤有关，若未及时医治，可致软组织感染反复发作及骨缺损，累及患肢功能，严重的甚至截肢，降低预后质量。尤其是创伤致胫腓骨骨折常伴有大面积皮肤软组织缺损，治疗上的不及时导致软组织缺损、感染、骨折不愈合或畸形愈合，下肢缩短及功能障碍等现象发生，需要积极治疗，恢复胫骨长度、力线才能发挥膝、踝关节的正常功能。

感染性骨不连包含骨不连和感染两个问题。根据美国 FDA 在 1986 年的定义，骨不连为骨折术后 6 个月未见骨折愈合且继续连续观察 3 个月仍未在 X 线片上见到骨折愈合征象。骨折相关感染 / 骨折内固定术后感染的诊断需要根据患者的病史、体征、影像学检查、血清和（或）局部炎症因子水平及病原微生物的培养结果等进行综合判断，目前诊断的金标准仍然是组织病理学检查。白细胞计数、红细胞沉降率及 C 反应蛋白升高可帮助判断骨不连患者是否存在感染。当三者全部为阳性时，可确诊为感染性骨不连；当三者全阴时，仍有 19.6% 的可能为感染性骨不连。

既往治疗胫骨感染性骨不连时，在清理创面后常造成骨缺损，同时多数患者伴发软组织缺损、多发性窦道、多重耐药菌感染、肢体畸形、关节僵硬、骨髓炎等，在以植骨结合内固定治疗骨不连时，对软组织的要求较高，还会增加患者供区损伤，同时可出现感染复发、肢体畸形、骨不连等并发症，加重患肢的骨质疏松。因此，胫骨骨折后感染性骨缺损一直是骨科的重大难题。

骨搬移技术是 Ilizarov 教授创造的独特治疗方法，即在大段骨缺损时，进行截骨延长，使骨段在软组织管腔内以一定速度滑动，通过给予机体组织持续的牵引，刺激骨组织与软组织再生，消除感染同时肢体得到重建。值得注意的是，使用外固定架的患者可早期进行功能锻炼以改善患者关节僵硬等问题，提高骨折愈合速度。闭合交叉穿针对骨折端与组织血供影响较小，且固定牢靠，受力均匀，可尽早下地负重锻炼，有利于骨折部位的快速愈合。在外固定架治疗中可随时调整骨折角度，避免愈合畸形，对骨缺损残端加压可促进新生骨组织的生长，同时完成骨段转移、近端加压与远端延长，骨折端加压而紧密接触时，可减少骨端裂隙，固定更加稳定。骨折端在牵引张力刺激下，骨组织成骨能力较强，血液循环增加，从而使局部抗感染能力加强，常可使骨折与炎症同期治愈。而骨搬运技术在彻底清除病灶时不需要植骨，缺损骨段长度仅需保留一端干骺端即可，同时还能弥补病灶处局部软组织的缺损，并且具有操作简单、损伤较小、安全可靠、并发症少等优点。

骨搬移的手术技术如下。

1. 控制感染 清创是关键，要求彻底清除病灶。传统的办法担心骨质缺损太多，没办法完成彻底清创。使用搬运技术则不用担心骨质缺损的长度，可以做到扩大切除，将异物、游离及感染的碎骨块完全清除，术中可以见胫骨两端有出血骨质，即所谓的"红辣椒征"（paprika sign），再将两端修平整，有利于对接面形成最大面积接触，清除病骨周围有增生的骨痂及任何有潜伏病菌可能的组织和内固定。

2. 截骨部位的选择 截骨部位十分关键，一般以骨质较长、血供丰富、骨膜完整的部位作为截骨位置，应用中多选胫骨干骺端作为截骨位置。此外要求局部软组织条件好，骨膜未因外伤而受损，避开主要的肌腱附着点且远离感染灶的部位。目的在于局部良好的血供有利于骨痂的形成和骨愈合。截骨术是骨搬运技术的一个手术过程，只有在骨端进行截骨后方能进行骨搬运，再通过牵拉刺激截骨处骨组织使其再生。在影像学的定期监控下，骨搬运速度一般为每天 1mm 移动，以保证治疗效果。现在临床上治疗胫骨开放性骨折后感染性骨不连时，过多关注的重点都在骨质愈合和控制感染上，忽视了患肢的机体功能障碍，鉴于此，治疗后患者的关节功能可有一定程度的影响，因此在骨搬运恢复期要鼓励患者合理适当地进行负重训练。

3. 复合抗生素硫酸钙载体的应用　在治疗骨缺损时传统的骨搬运技术一般不使用抗生素载体进行填充，仅仅是利用外固定架在截骨后进行骨的搬运延长。目前的研究证实在骨搬运的过程中，使用抗生素载体可以维持局部抗生素的高浓度，有效预防感染的复发。因此，推荐感染性骨不连在使用骨搬运技术治疗时，联合应用抗生素载体填充骨缺损部位。骨水泥聚甲基丙烯酸甲酯（polymethylmethacrylate，PMMA）是目前最常用的抗生素载体，但由于其不可生物降解且生物相容性较差的特性，其在骨搬运过程中能够发挥的作用有限。同时，PMMA 在植入机体后具有产热效应，无疑会影响与之相结合的热敏感抗生素的抗菌效果。与之相比，硫酸钙是一种生物可降解材料，生物相容性佳且可载抗生素，使得其在感染性骨不连的治疗中越能受到青睐。McKee 等的一项 RCT 研究分别比较了采用载抗生素的硫酸钙与载抗生素的 PMMA 治疗慢性骨髓炎的临床疗效，研究结果显示，硫酸钙在清除感染的效果方面与 PMMA 无显著差异。因硫酸钙可被机体降解吸收，这就意味着其所载抗生素释放后并不会有异物残留，不为生物膜的形成提供表面。

综上所述，长骨感染性骨不连，尤其是在彻底清创后存在较大骨缺损时，采用骨搬移技术治疗时可取得非常好的效果（图 10-3）。

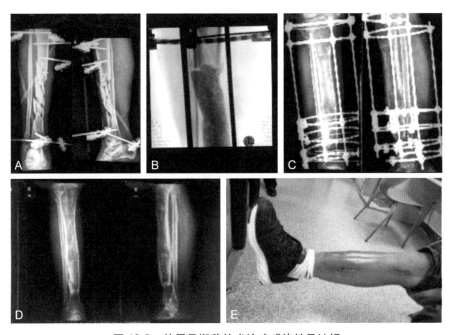

图 10-3　使用骨搬移技术治疗感染性骨缺损

（夏　睿）

第三节　胫骨横向骨搬移技术在重度糖尿病足治疗中的应用

一、概述

糖尿病足是指在长期罹患糖尿病后所并发的血管病变和神经病变的基础上，合并足趾局部细菌感染所致的足部创口、足部溃疡及足坏疽等病变。由于血管缺血、神经末梢病变和感染因素混合发生作用，通常是一处小小的伤口经久不愈，最后不得不面临截肢这一惨痛局面，给患者及其家属造成巨大的心理创伤。

以 Ilizarov 张力 - 应力法则为基础开发的胫骨横向骨搬运技术能够刺激患肢的微血管循环，为糖尿病足患者创面愈合提供所需要的血供养分。Ilizarov 张力 - 应力法则的肢体再生与功能重建的理论是，生物组织被缓慢牵拉时会产生一定的张力，可刺激组织再生和生长。其生长方式如同胎儿组织一样可以达到高效、快速的细胞分裂和分化。人的骨骼和人体的上皮组织、结缔组织一样，具有很强的再生潜力和可塑性。给骨骼一个合适的应力性牵拉，骨骼及其附着的肌肉、筋膜、血管、神经都会同步生长。目前大量的动物实验研究证实，张应力机械刺激可促进毛细血管再生及组织再生，牵拉组织再生技术可刺激"血管网"的形成，同时也证实了骨瓣横向牵拉技术使牵拉区域微循环显著改善，能使经久不愈的溃疡愈合。Ilizarov 的骨搬移微血管网重建技术用于治疗下肢缺血性疾病，术后血管造影证实搬移骨周围形成了丰富的新生微血管网，有效地重建了缺血组织的微循环。

二、胫骨横向骨搬移技术治疗糖尿病足的适应证与禁忌证

1.适应证　由于胫骨横向骨搬移是外科手术治疗，主要针对复杂、慢性及程度严重的糖尿病足创面。具体如下。

（1）糖尿病足 Wagner 分级 3 级以上和 TEXAS 3B 级以上各期患者，或接受清创、换药或 VSD，以及标准内科治疗超过 2 个月后不缓解的患者。

（2）糖尿病足综合分型中 I 型（干性坏疽）经规范内科治疗、VSD 治疗等 2 个月，病情无缓解或加重的患者。

（3）糖尿病足综合分型中 II、III、IV 型患者，其中 II 型患者 IWGDF/IDSA 分级为中度以上或出现脓毒血症。

（4）符合上述条件，患者无条件或拒绝行血管腔内介入或外科血管旁路移植的血运重建治疗。

（5）符合上述条件，经血管外科治疗后，超声多普勒、CTA、MRA 或 DSA 检查腘动脉以下动脉血供再通的患者。其中血管前提条件如下：①股浅动脉、腘动脉通畅；②胫前动脉、胫后动脉和腓动脉至少一支通畅到踝关节平面；③静息 ABI < 0.40 或踝动脉压 < 50mmHg 或趾动脉压 < 30mmHg。基础检查：血红蛋白、白蛋白、血脂、中性粒细胞，以及心、肺、肾和肝的功能应在正常范围内。全身营养状况评估应在正常范围内。患者精神稳定、愿意配合治疗，并在手术前签署同意书。

2.禁忌证

（1）有精神疾病不能配合治疗的患者。

（2）由内分泌科医师确诊患有其他不能控制的严重糖尿病并发症的患者，如合并全身感染或深部感染未控制者。

（3）近期（3个月内）出现心血管并发症或肾衰竭而麻醉不能耐受的患者。

（4）其股浅动脉或腘动脉阻塞，或没有任何动脉分支（胫前动脉、胫后动脉或腓动脉）血供到踝关节以下。

三、胫骨横向骨搬移治疗糖尿病足的基础治疗

糖尿病足的基础治疗主要包括控制血糖、血压，降血脂，改善微循环、营养神经，及改善基础疾病状况等治疗。

1.血糖控制。通常在糖尿病高蛋白饮食、血糖监测的基础上，采用胰岛素治疗，帮助控制血糖，能够改善患者一般状况及内环境情况。围手术期控制空腹血糖＜7.8mmol/L，餐后血糖＜10mmol/L。

2.血压、血脂控制。降压目标收缩压＜140mmHg，舒张压＜80mmHg，部分年轻、没有并发症的患者在没有明显增加治疗负担的前提下可将收缩压控制在＜130mmHg，血管紧张素转化酶抑制药、血管紧张素Ⅱ受体阻滞药为首选药物。总胆固醇＜4.5mmol/L；三酰甘油＜1.7mmol/L；低密度脂蛋白胆固醇未合并冠心病者＜2.6mmol/L，合并冠心病者＜1.8mmol/L；高密度脂蛋白胆固醇（男性）＞1.0mmol/L，（女性）＞1.3mmol/L；主要是降低低密度脂蛋白胆固醇，他汀类为首选药物。

3.对于并发症严重的糖尿病足患者，尤其是合并肾病、营养不良、低蛋白血症的患者，需要加强支持疗法，纠正低蛋白血症和贫血、电解质紊乱。此外，推荐采用利尿剂或血管紧张素转化酶抑制剂（ACEI）治疗足部水肿，以利于溃疡愈合。

4.改善微循环、营养神经等辅助治疗，在糖尿病下肢缺血患者中，有不少患者血液呈高凝状态，可以采用抗凝措施，以防血栓形成，对此类患者可给予口服阿司匹林，或给予前列地尔或银杏叶提取物注射液改善微循环；对有末梢神经病变的患者采用 α 硫辛酸和甲钴胺来改善末梢神经损害。

四、胫骨横向骨搬移的技术

（一）手术方法

手术在神经阻滞麻醉完成后进行，不用止血带，在胫骨的内侧面中上部做一个大小约5cm×1.5cm的长方形标记。在长方形标记内分别做2个长约1cm直行切口，避免损伤周围血管及神经，以微创截骨器为导向，在胫骨内侧面上段截取大小约5cm×1.5cm骨窗，在截骨骨窗上以2cm间隔各拧入1枚4mm×60mm骨针，之后用骨刀沿钻孔轻轻撬动搬移骨块使骨块能上下移动，注意严防损伤髓腔内骨髓。在距骨窗的近、远端约2cm的胫骨上各拧入1枚5mm×120mm骨针，组合安装胫骨横向骨搬移装置并牢固固定，全层缝合皮下组织及皮肤，放置微型胶片在手术切口处引流，用75%乙醇消毒后用敷料包扎（图10-4和图10-5）。

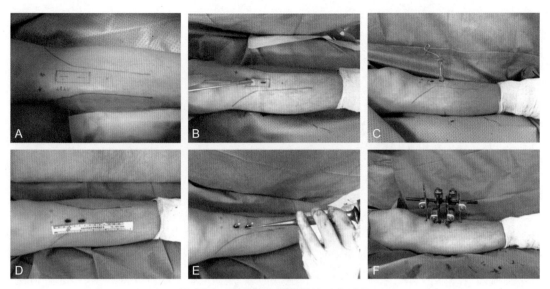

图 10-4　胫骨横向骨搬移的手术过程

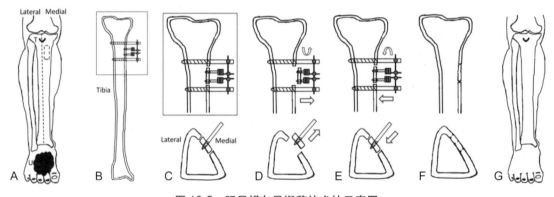

图 10-5　胫骨横向骨搬移技术的示意图

A. 胫骨骨皮质截骨是位于胫骨近端前内侧的垂直矩形，其近端在胫骨结节下方 1.5cm，而外侧端在胫骨旁 2cm；B、C. 截骨窗高 5cm，宽 1.5cm，将间隔 2cm 远的两个螺钉拧入骨皮质片中以搬移骨块，再将另外 2 个螺钉拧入胫骨干中，以固定外固定器；D、E. 通过旋转螺母可以使骨皮质向内侧搬移，然后向外侧搬移，以使其返回到原始位置；F. 移除外固定器，截骨的骨皮质将愈合；G. 同时足溃疡逐渐愈合摘自花奇凯等发表于 clinical orthopelics and Related Research (2020) 478: 836-851 文章；Proximal Tibial Cortex Transverse Distraction Facilitating healing and limb salvage in serere and Rechlcitrant Diabietic foot ulcor

（二）术后伤口护理和胫骨横向骨搬移方法

在胫骨横向骨搬移过程中，每日对钉道进行护理并换药。术后摄 X 线片以确认截骨部位和螺钉的位置。在 4 天的潜伏期后，以每 6 小时 0.25 mm 的速度开始胫骨骨皮质横向搬移。嘱咐患者出院后在家中按宣传、教育方法完成骨搬移。也就是说，向内侧搬移 14 天，然后向外侧搬移 14 天（图 10-4）。骨搬移后 2 周和 4 周进行 X 线检查，以确认骨皮质的位置（图 10-6）。

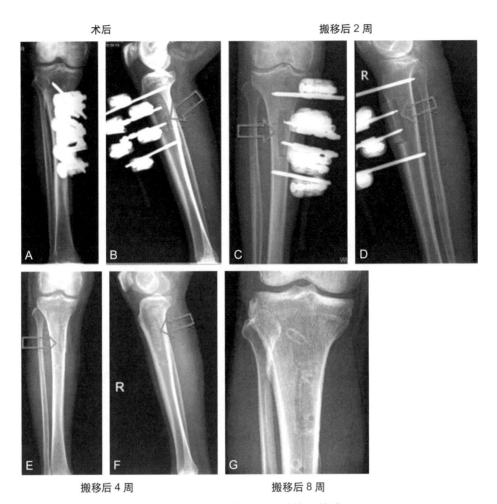

术后　　　　　　　　　　　　　搬移后 2 周

搬移后 4 周　　　　　搬移后 8 周

图 10-6　胫骨横向骨搬移的 X 线片

A、B. 术后 2 天在正位和侧位 X 线片上确认 TTT 术和外固定架部位；C、D. 向内侧搬移 2 周后，骨皮质向内侧搬移，在胫骨皮质处分离；E、F. 进行 2 周的向外侧搬移，然后拆除外固定架；G. 搬移后 8 周（移除外固定架后 4 周），皮质骨片完全愈合

摘自花奇凯等发表于 clinical orthopelics and Related Research (2020) 478: 836-851 文章；Proximal Tibial Cortex Transverse Distraction Facilitating healing and limb salvage in serere and Rechlcitrant Diabietic foot ulcor

五、胫骨横向骨搬移围手术期管理

糖尿病足创面清创治疗原则：及时清创、只清创不扩创的保守策略，术后敞开引流。其主要目的是清除感染灶，打断脓毒血症损伤机体的恶性循环。

1. 在入院后尽快清创，主要是将黑色、黄色融烂的坏死组织彻底清除，其余组织保留，即只清创不扩创。

2. 若在关节处解脱坏死趾，建议保留关节软骨。依据如下：①软骨面可以起到一定的保护软骨下骨的作用；②若软骨继发坏死，机体会将其排出，不必担心其残留于创面影响创面或创腔的治疗。

3. 潜行感染腔道处理建议如下：①敞开清创，术后不缝合并敞开换药，尤其是针对有活动性出血且不宜做 VSD 的创面；②在充分清除创面或创腔的坏死组织后，若无继发组织坏死之虞可采用 VSD 负压吸引充分引流。潜行感染腔道应该谨慎使用 VSD。

4. 清创后换药的原则：每日换药，推荐使用依沙吖啶，用 1‰ 的碘伏及生理盐水反复冲洗。不推荐使用过氧化氢，以防止损害肉芽。根据创面分泌物细菌培养结果，选用有效抗生素，并于治疗中依据培养及药敏试验结果调整抗生素的使用。创面感染消退和分泌物减少后，新鲜肉芽创面可以局部应用碱性成纤维细胞生长因子，待创腔肉芽填满后改用表皮生长因子，促进创面愈合。

5. 术中及术后 1 天预防性应用抗生素，酌情使用抗生素，若创面引流好可以少使用或不使用抗生素。

6. 术后第 5 天开始骨搬移，每天向外搬移 1mm，分 4 次完成，搬移 2 周后复查 X 线片，维持 3 天后每天往回搬移 1mm，分 2 次完成"手风琴技术"，4 周后胫骨骨窗搬移回原位即可拆除搬移装置，手术侧小腿以小夹板或支具保护 8 周，嘱患者在此期间避免跌倒，期满后复查 X 线片确认骨窗愈合后即可恢复正常生活。其间术后针道口滴 75% 乙醇以预防感染。

7. 手术后及搬移过程中清创原则。首次清创术后早期溃疡创面依然可继发坏死，可涉及皮肤、筋膜、肌肉、肌腱、骨组织等，推荐换药时在局部麻醉下使用物理清创、超声清创仪或使用清创膏的化学清创等，以尽量减少患者的痛苦。

8. 搬移术后溃疡创面的处理原则。每日换药，推荐使用依沙吖啶，不推荐使用过氧化氢，以防止损害肉芽。创面感染消退和分泌物减少后，推荐在新鲜肉芽创面局部应用碱性成纤维细胞生长因子，待创腔肉芽填满后改用表皮生长因子，促进创面愈合。

9. 足部水肿处理原则。垫高患足，推荐使用螺内酯及氢氯噻嗪等，若水肿严重，必要时用呋塞米利尿。

10. 康复护理。术后尽早恢复患者的运动（包括主动运动与被动运动），应加强足溃疡局部处理以加速其愈合；对于足溃疡愈合的患者，应加强宣教，注意足部护理，预防足溃疡的复发。

六、胫骨横向搬移典型病例

1. 胫骨横向骨搬移治疗重度糖尿病足的过程见图 10-7 ～图 10-9。

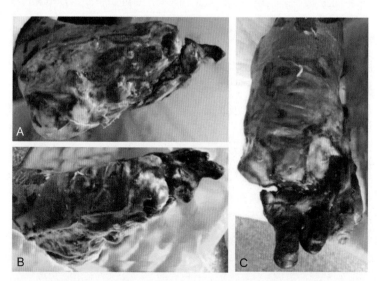

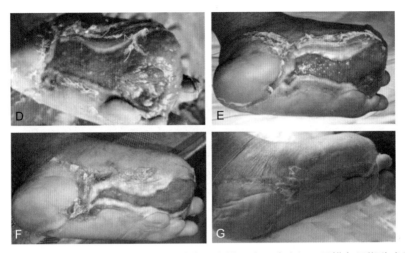

图 10-7 患者，男，67 岁。重度难愈性的足底糖尿病足溃疡经胫骨横向骨搬移术治疗

A ～ C. 术前的溃疡。几乎所有组织都受累，有脓性分泌物，炎症和肿胀明显。足部肌肉、骨骼和肌腱暴露。第一足趾已被截肢，第二和第三足趾的坏疽很明显。足部肿胀明显。清创术后，将第二趾和第三趾去除。D. 术后 4 周，伤口小得多，边缘有明显的结痂，无疼痛或感染，肿胀减轻。伤口床干净，被肉芽组织覆盖。E、F. 术后 8 周和 10 周。G. 溃疡在术后 12 周完全愈合

摘自花奇凯等发表于 clinical orthopelics and Related Research (2020) 478: 836-851 文章；Proximal Tibial Cortex Transverse Distraction Facilitating healing and limb salvage in serere and Rechlcitrant Diabietic foot ulcor

外侧 内侧

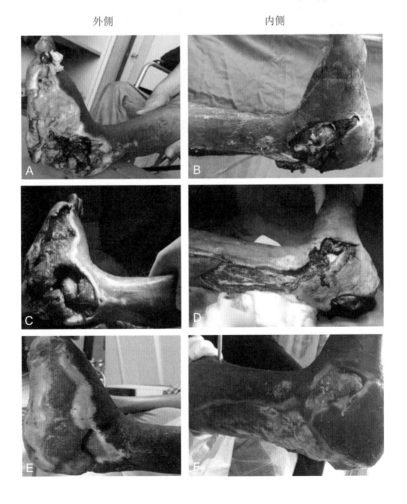

外侧　　　　　　　　　　　　内侧

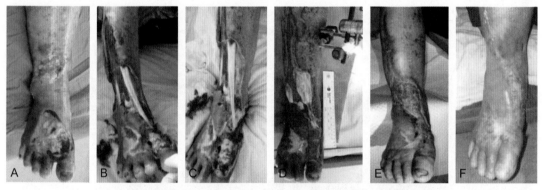

图 10-8　患者，男，49 岁。该图显示了胫骨横向搬移术对左足患有重度难愈性糖尿病足溃疡的影响
A、B. 清创术前，内侧、外侧和足跟存在较大的伤口。内踝暴露，观察到连接内足和外足的通道。C、D. 清创术后出现大伤口。E、F. 术后 6 周，外侧和内侧部分及足后跟的伤口变小，边缘处有明显的组织愈合。内踝部分被肉芽组织覆盖。G、H. 当伤口几乎愈合且没有感染时，使用内固定（克氏针）实行踝关节融合，并进一步提供后足稳定性。术后 20 周，糖尿病足溃疡已完全愈合，患者能够用愈合的足行走
摘自花奇凯等发表于 dinical orthopelics and Related Research (2020) 478: 836-851 文章；Proximal Tibial Cortex Transverse Distraction Facilitating healing and limb salvage in serere and Rechlcitrant Diabietic foot ulcor

图 10-9　患者，女，68 岁。该图显示了胫骨横向骨搬移技术治疗右足背和下肢前外侧的重度难愈性糖尿病足溃疡
A. 手术前的溃疡，存在肿胀。B、C. 术后 2 周，在清创术中去除了坏死组织，肌腱、肌肉和骨膜暴露。D. 术后 4 周，伤口床是红色且干净的。装有横向骨搬移架。E. 术后 8 周，从伤口的周围到中心逐渐发生再上皮化。F. 术后 12 周，溃疡已完全治愈
摘自花奇凯等发表于 clinical orthopelics and Related Research (2020) 478: 836-851 文章；Proximal Tibial Cortex Transverse Distraction Facilitating healing and limb salvage in serere and Rechlcitrant Diabietic foot ulcor

　　2. 患足血流量改变：胫骨横向骨搬移术后新血管形成和灌注增加。胫骨横向骨搬移组患者的患肢较术前更早显示动脉，并较术前具有更高的小血管密度 [（19±2.1）/mm^2 vs （9±1.9）mm^2；平均差 10mm^2，95% CI 为 9.52 ～ 10.48；$P = 0.010$]（图 10-10）。

　　CT 灌注显示，胫骨横向骨搬移组患者的血流 [（24±5）ml/（100g·min）vs （8±2.4）ml/（100g·min）；平均差 16ml/（100g·min），95% CI 为 15.07 ～ 16.93；$P = 0.004$] 和血流量 [（2.5±0.29）ml /100g vs （1.3±0.33）ml/100g；平均差 1.2ml/100g，95% CI 为 1.13 ～ 1.27；$P = 0.030$] 较术前有所增加（图 10-11）。

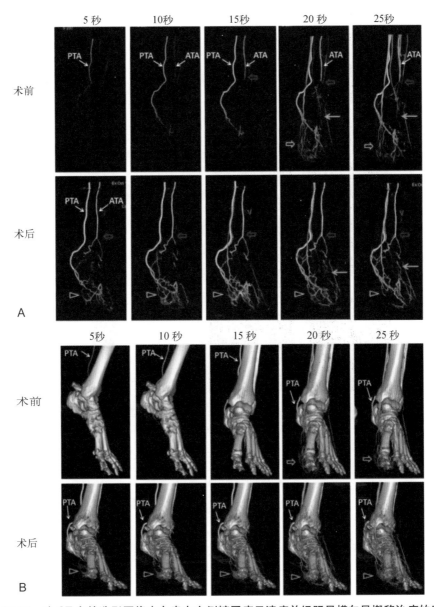

图 10-10　该 CT 血管造影图像来自患有左侧糖尿病足溃疡并经胫骨横向骨搬移治疗的患者

A. 连续的 CT 图像显示糖尿病足溃疡在左足底和足背部，在手术后 8 周已完全治愈。在术后 12 周患肢较术前更早出现胫前动脉和胫后动脉。与术前相比，一些小动脉变得可见（红色箭头），表明动脉闭塞后通畅。并在足底（蓝色实心箭头）和前足（蓝色空心箭头）处有更多的小血管。B. 该图像显示了相应血管及其与骨骼的解剖关系

摘自花奇凯等发表于 clinical orthopelics and Related Research (2020) 478: 836-851 文章；Proximal Tibial Cortex Transverse Distraction Facilitating healing and limb salvage in serere and Rechlcitrant Diabietic foot ulcor

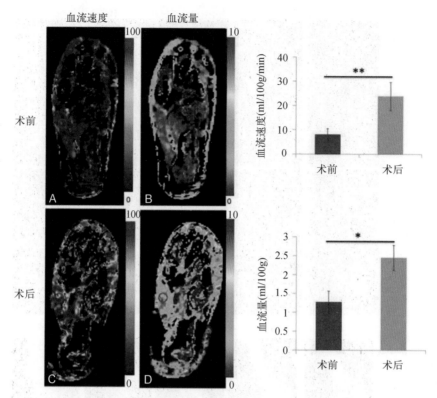

图 10-11　胫骨横向骨搬移治疗糖尿病足溃疡患者术前术后血流变化明显

摘自花奇凯等发表于 clinical orthopelics and Related Research (2020) 478: 836-851 文章；Proximal Tibial Cortex Transverse Distraction Facilitating healing and limb salvage in serere and Rechlcitrant Diabietic foot ulcor

（花奇凯　王　林）

参 考 文 献

成亮，徐佳，柴益民，等，2015. 单边外固定架与环形外固定架骨搬运治疗下肢长干骨缺损的疗效及并发症比较 . 中华创伤骨科杂志，17(10): 863-867.

郭保逢，秦泗河，2013. 后 Ilizarov 时代的微循环重建术 . 中国矫形外科杂志，21(15):1546-1550.

花奇凯、张永江，万春友，等，2020. 胫骨横向骨搬移技术治疗糖尿病足的专家共识 (2020). 中国修复重建外科杂志，34(8): 945-950.

孔圳，孙永建，陈鸿奋，等，2019. Ilizarov 横向骨搬移术治疗 Wagner 3 ～ 4 级糖尿病足疗效观察 . 实用骨科杂志，25(10):888-891.

秦泗河，曲龙，2009. 骨外固定技术的发展史与骨科自然重建理念的形成 . 中国矫形外科杂志，17(16):1262-1265.

赵行琪，姜楠，林庆荣，等，2019. 骨搬运术联合局部载庆大霉素硫酸钙治疗感染性骨不连 1 例 . 生物骨科材料与临床研究，16(4)：43-45.

Chen Y, Kuang X, Zhou J, et al, 2020. Proximal Tibial Cortex Transverse Distraction Facilitating Healing and Limb Salvage in Severe and Recalcitrant Diabetic Foot Ulcers. Clin Orthop Relat Res，478(4): 836-851.

Cho NH, Shaw JE, Karuranga S, et al, 2018. IDF Diabetes Atlas: Global estimates of diabetes prevalence for 2017 and projections for 2045. Diabetes Res Clin Pract, 138:271-281.

Gimeno SGA, Ferreira SRG, Franco LJ, et al, 2002. Prevalence and 7-year incidence of type ii diabetes mellitus in a japanese-brazilian population: an alarming public health problem. Diabetologia, 45(12):1635-1638.

Gulabi D, Erdem M, Cecen GS, et al, 2014. Ilizarov fixator combined with an intramedullary nail fortibial nonunions with bone loss: is it effective?. Clin Orthop Relat Res, 472(12): 3892-3901.

Ilizarov GA, 1989. The tension-stress effect on the genesis and growth of tissues. Part I. The influence of stability of fixation and soft-tissue preservation. Clin Orthop Relat Res,:249-281.

Jiang LP, Mendame Ehya RE, 2020. Effectiveness of a collaborative nursing care model for the treatment of patients with diabetic foot disease by transverse tibial bone transport technique: a pilot study. J Perianesth Nurs, 35(1):60-66.

Koh I, Lopez A, Helgason B, et al，2014. The compressive modulus and strength ofsaturated calcium sulphate dihydrate cements: implications for testing standards[J]. J Meeh Behav Biomed Mater,, 34: 187.

McKee MD, Li-Bland EA, Wild LM, et al，2010. A prospective, randomized clinical trial comparing an antibiotic-impregnated bioabsorbable bone substitute with standard antibiotic-impregnated cement beads in the treatment of chronicosteomyelitis and infected nonunion. J Orthop Trauma,, 24(8): 483-490.

Metsemakers WJ, Morgenstem M, McNally MA, et al, 2018. Fracture related infection: A consensus on definition from an international expert group. Injury, 49(3): 505-510.

Stucken C, Olszewski DC, Creevy WR, et al，2013. Preoperative diagnosis of infection in patients with nonunions. J Bone Joint Surg Am, 95(15): 1409-1412.

Xu J, Sun YX, WU TY, et al, 2018. Enhancement of bone regeneration with the accordion technique via HIF-1llVEGF activation in a rat distraction osteogenesis model. J Tissue Eng Regen Med, 12 (2):e1268-e1276.

第 11 章

特殊使用的外固定架：锁定钢板外置、桥接组合式内固定系统、INFIX

第一节　锁定钢板外置在胫腓骨骨折中的应用

早在 1991 年，有学者曾将 AO 普通钢板作为骨外固定架治疗胫腓骨骨折，但是早期的钢板多通过加压摩擦固定骨折块，存在空间几何固定能力不足及外固定架固定骨折块能力不足的缺点，因此该类外固定架未引起广泛关注。

近年来由于锁定钢板出现，该类型钢板正常使用时即可看作"另类的骨外固定架"，因此锁定钢板外置具备有效治疗开放性胫腓骨骨折的能力。不少国内外文献对锁定钢板外置治疗胫腓骨骨折的临床疗效进行了报道，中国台湾学者 Ma 等利用锁定钢板外置的方法对 8 例不同程度开放性胫腓骨骨折患者进行了治疗，结果发现所有病例均骨性愈合，无深部感染和再骨折等严重并发症发生。仅有 2 例患者出现针道浅表感染，后经换药等妥善治疗治愈。荷兰学者利用相同治疗手段对 7 例胫腓骨骨折患者进行治疗，结果发现所有患者均骨性愈合，无深部感染或钢板松动出现。锁定钢板外置减少了向骨折局部插入钢板时对软组织的二次损伤，保护残留血供，对骨折愈合具有积极作用，对骨折段空间几何锁定（把持力）效果明显，能够提供骨折愈合所需的稳定环境。内固定系统钢板与骨折段越接近，系统稳定性越强。但是胫腓骨开放性骨折通常会出现污染伤口的情况，钢板若是按照标准用法行内置治疗，则具有较高的感染风险。因此，治疗开放性胫腓骨骨折时，钢板应选择合适的钢针跨度进行外置。根据临床经验，骨折间隙大于 2mm 时骨折不愈合发生率较高。因此，结合整体刚度和骨折间隙变化量，建议钢板外置时钢针跨度在 10mm 左右。因为外力作用下骨折局部运动较大，不利于新生骨痂生成，骨折间隙运动较小则容易造成局部失用性骨质疏松。Meena 等曾对单臂骨外固定架和锁定钢板对骨折段把持力进行试验，发现两者并无明显区别，即使对 Gustilo Ⅱ 型以上开放性骨折的治疗效果也无明显区别。综上所述，锁定钢板外置可以对骨折段进行有效固定，为临床治疗开放性胫腓骨骨折提供新思路（图 11-1）。

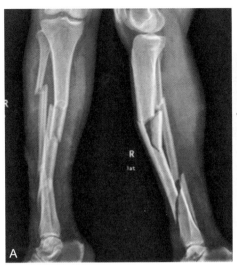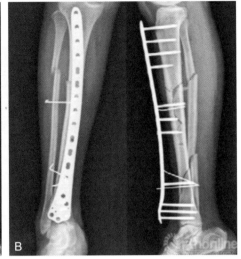

图 11-1　锁定钢板外置治疗胫腓骨骨折

（夏　睿）

第二节　桥接组合式内固定系统

　　桥接组合式内固定系统（OBS）主要由连接棒、固定块、锁定螺钉构成，通过不同的钉、棒、块等组合成单棒、双棒及混棒系统，可治疗全身各处如四肢、骨盆等简单或复杂的骨折，同时也可经皮固定及外固定（图 11-2）。

　　桥接系统在设计结构上集外固定架、锁定钢板和髓内钉为一体，其锁定结构、功能及适应证已超越国外设计，已成为继板钉系统和髓内钉系统之后的第三大骨科内固定系统。其可以实现骨折的三维固定、弹性固定、动力加压固定，不仅对一般骨折有好的疗效，对复杂性、多节段粉碎性骨折也有较好的疗效，尤为重要的是利用桥接系统组合配置、可塑性及多功能多模式的特点实现骨折在术前预弯塑形桥接棒、确定螺钉的准确置入方向和长度，以及对骨折精准复位，达到骨创伤生物力学个性化精准治疗的目的。

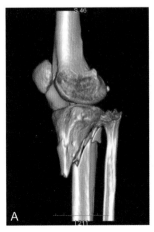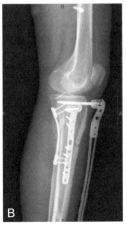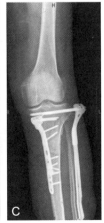

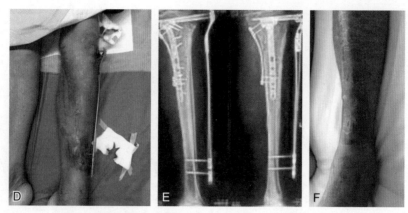

图 11-2 利用桥接钢板外置辅助固定胫骨上段骨折及去除外固定架保护的外观照

第三节 INFIX 在骨盆骨折前环固定中的应用

急诊患者为达到稳定骨盆、减小骨盆容积、减少出血维持血流动力学稳定的目的，同时方便护理和处理其他伴发伤，普通的外固定架在骨盆骨折的早期治疗中被广泛采用。但由于普通外固定架突于腹前，需特制衣服，不能侧卧和俯卧。固定针限制肌肉皮肤的活动而影响行走运动，使患者的生活极为不便，并且需每日进行多次针道护理，因而作为终极固定常不被患者接受。因此，骨盆外固定架主要用于早期的临时固定，当患者病情稳定后再更换为内固定。

针对这种情况，Kuttner 等 2009 年报道采用双侧髂前下棘拧入椎弓根螺钉，经下腹部皮下插入连接杆固定治疗骨盆前环损伤。2012 年 Validya 等将此技术命名为 INFIX，并做了详细描述。

INFIX 固定技术原理与外固定架相似，两侧髂前下棘水平小切口暴露髂骨，此处骨板厚而坚硬，螺钉拧入时穿出骨皮质的概率小。椎弓根螺钉的直径一般在 6.5mm 以上，长度超过 60mm，固定连接杆几乎贴近骨面，力臂小，而外固定架固定针的直径一般为 5 ~ 6mm，固定连接杆远离骨面，力臂大大增加，且椎弓根螺钉的螺距和螺纹深度明显大于外固定架固定针，因而在生物力学上 INFIX 的固定强度更有优势，较外固定架增加 23%。INFIX 组件埋于皮下，术后不影响患者穿衣，外形正常，可侧卧睡眠，对髋关节行走运动几乎无影响，可进行正常性交活动。李尚政等对同样尺寸螺钉固定骨盆损伤的生物力学研究显示，INFIX 较外固定架更稳定（图 11-3）。

INFIX 虽然操作简单、固定可靠，但也有一定并发症。首先置钉位于髂前下棘平面，在置入和取出时有股外侧皮神经损伤的风险。Hesse 等使用 INFIX 治疗 6 例骨盆骨折，50% 以上出现股四头肌肌力弱及大腿麻木等股神经损伤表现，行固定物取出或更换固定后症状逐渐消失，考虑是连接杆压迫所致。由于 INFIX 引起的髂腰肌和股神经间室压力增高所致的股神经麻痹可以去除内固定后神经松解并营养神经治疗改善症状。术中置钉、预弯和安放连接棒时应高度注意预防此并发症的发生。Chaus 等认为，螺钉置入骨质过深、连接预弯不足会压迫股神经和股动脉而引起相应症状。Scheyerer 等研究认为，

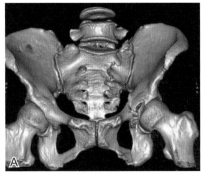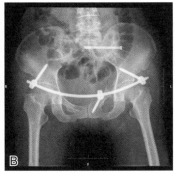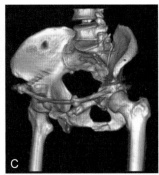

图 11-3　利用 INFIX 固定的骨盆骨折

螺钉应高出骨面 2cm，偏瘦患者膀胱受连接棒限制而充盈容积缩小，导致术后有尿频症状，内固定取出后症状消失。采用微创经皮椎弓根钉棒系统固定治疗 Tile B 型骨盆损伤，操作简单快捷，相对外固定架对患者日常生活影响小，可作为终极固定，是一种疗效好的固定方法。

（夏　睿）

参 考 文 献

李山珠，袁锋，张世民，等，2012. 不稳定型骨盆骨折的救治及手术治疗 . 中国矫形外科杂志，20(6): 485-489.

李尚政，苏伟，赵劲民，等，2013. 钉棒系统与外固定架固定骨盆不稳定损伤模型的生物力学比较 . 中华创伤骨科杂志，15(6): 517-520.

任云峰，贾福，赵烽，等，2015. 微创桥接组合式外固定治疗儿童尺桡骨骨折的临床体会 . 河南科技大学学报 (医学版)，33(3): 176-177, 182.

张伟，金琼，万德余，等，2017. 桥接组合式内固定治疗胫骨干粉碎性骨折的临床研究 . 中国骨与关节损伤杂志，32(4): 409-410.

周才胜，杜远立，李宁，等，2010. 胫腓骨骨折术后钢板外露的创面处理 . 临床骨科杂志，13(6): 634, 637.

Chaus GW, Weaver MJ, 2015. Anterior subcutaneous inter-nalfixation of the pelvis:placement of the INFIX. Operat TechOrthip, 25(4):262-269.

Eagan M, Kim H, Manson TT, et al, 2015. Internal anterior fixators for pelvic ring injuries: domonaxial pedicle screws provid emorest iffnessthanpoly axialpedicle screws?. Injury, 46(6): 996-1000.

Frost HM, 2001. Does the anterior cruciate have a modeling threshold? A case for the affirmative. J Musculo-skelet Neuronal Interact, 2(2):131-136.

Gardner MJ, Mehta S, Mirza A, et al, 2012. Anterior pelvic reduction and fixation using a subcutaneous internal fixato. J Orthop Trauma, 26(5): 314-321.

Hesse D, Kandmir U, Solberg B, et al, 2015. Femoral nerve palsy after pelvic fracture treated with INFIX:a case series. Jorthop Trauma, 29(3):138-143.

Kuttner M, Klaiber A, Lorenz T, et al, 2009. The pelvic subcutaneous cross-over internal fixator. Unfallchirurg, 112(7): 661-669.

Ma CH, Wu CH, Jiang JR, et al, 2017. Metaphyseal locking plate as an external fixator for open tibial fracture: Clinical outcomes and biomechanical assessment. Injury, 48(2): 501-505.

Meena S, Rastogi D, Barwar N, et al, 2013. Skeletal tuberculosis following proximal tibia fracture. Int J Low

Extrem Wounds, 12(1): 50-52.

Palmer S, Fairbank AC, Bircher M, 1997. Surgical complications and dimplication so fexternal fixation of pelvic fractures. Injury, 28(9-10): 649-653.

Scheyerer MJ, Zimmermann SM, Osterhoff G, et al, 2014. Anterior subcutaneous inter nalfixation for treatment of unstable pelvic fractures. BMC Research Notes, 7:133.

Tulner SA, Strackee SD, Kloen P, 2012. Metaphyseal locking compression plate as an external fixator for the distal tibia. Int Orthop, 36(9): 1923-1927.

Vaidya R, Colen R, Vigdorchik J, et al, 2012. Treatment of unstable pelvic ring injuries with an internal anterior fixator and posterior fixation: initial clinical series. J Orthop Trauma, 26(1): 1-8.